Lactancia materna

Sin complicaciones

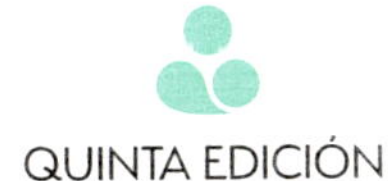

QUINTA EDICIÓN

Amy Spangler, MN, RN, IBCLC

Producción

Diseño: Studio Rodrigo, studiorodrigo.com, Nueva York, Nueva York, EE. UU.

Administración de la producción y edición: Health Communication Connection, healthcommunication.info, Vienna, Virginia, EE. UU.

Ilustraciones: Mandy Root-Thompson, meddrawstudio.com, Westerville, Ohio, EE. UU.

Fotografía: Doug Jaeger, dougjaeger.com, Nueva York, Nueva York, EE. UU.; Gary Sloan Studios, garysloan.com, Northborough, Massachusetts, EE. UU.; Jensen Larson Photography, jensenlarson.com, Orlando, Florida, EE. UU.

Impresión: Specialty Lithographing Co., specialtylitho.com, Cincinnati, Ohio, EE. UU.

Traducción: TrueLanguage, LLC, truelanguage.com, Atlanta, Georgia, EE. UU.

Quinta edición

21 20 19   2 3 4 5

ISBN 978-1-933634-45-6

Para Matthew, Adam,
Yvonne y Wiley,
mis mejores maestros

Aprender a dar el pecho es como aprender a andar en bicicleta; puede parecer difícil al principio, pero una vez que se aprende resulta muy sencillo.

Hay algunas cosas que necesitas saber antes de empezar...

Ten paciencia

Algunos bebés saben cómo amamantarse de inmediato, pero la mayoría necesita aprender.

Sé persistente

Pueden pasar varios días o varias semanas antes de que tú y tu bebé sepan qué hacer.

Siéntete orgullosa

Le estás dando a tu bebé un obsequio que durará para siempre.

Índice

Capítulo 1: La decisión de amamantar

Capítulo 2: Cómo prepararte para amamantar

Capítulo 3: El inicio de la lactancia

Capítulo 4: Cómo hacer que la lactancia funcione

Capítulo 5: Cómo cuidar a tu bebé

Capítulo 6: Cómo amamantar a bebés especiales

Capítulo 7: Cómo cuidarte a ti misma

Capítulo 8: Al regresar al trabajo o a la escuela

Capítulo 9: Cómo obtener ayuda

Índice alfabético

¡Encuentra videos y consejos importantes!

¿Quieres saber lo que los verdaderos papás y mamás dicen acerca de la lactancia? Busca los cuadros verdes (códigos QR). Pasa la cámara de un teléfono inteligente por encima del código QR y espera a que aparezca el vínculo. Haz clic en el vínculo para ver el video. Si no ves un vínculo, descarga un lector gratuito de códigos QR de la tienda de aplicaciones o simplemente ve a la dirección web que se proporciona.

Consulta este video para obtener más información de la serie de videos baby gooroo: **babygooroo.com/video/intro/sp**

Los íconos de elefantes destacan información que no querrás olvidar.

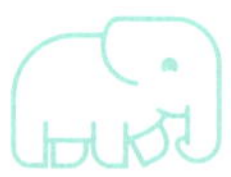

¿Lista? ¡Adelante!

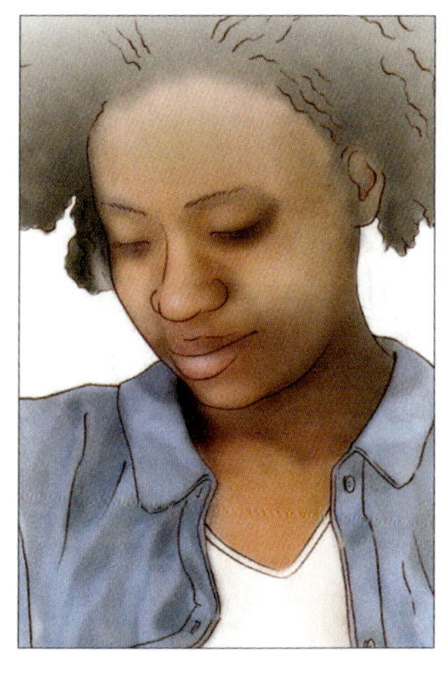

Capítulo 1

La decisión de amamantar

¿Por qué debo dar el pecho?

La lactancia es la forma en la que se supone que todos los bebés deben alimentarse. Es la forma más segura y sencilla de alimentar a tu bebé y le facilita las cosas a toda la familia. Un bebé saludable y feliz hace que cada miembro de la familia se sienta orgulloso.

¡Los bebés que se amamantan son más saludables! Estos bebés tienen...

- menos infecciones de los oídos.
- menos gas, estreñimiento y diarrea.
- menor riesgo de pulmonía.
- menor riesgo de síndrome de muerte súbita infantil.
- menor riesgo de obesidad infantil.
- menor riesgo de diabetes.

¡Los bebés que se amamantan son más felices! Estos bebés...

- te llegan a conocer desde el principio.
- se sienten seguros en tus brazos.

¡Los bebés que se amamantan son más inteligentes! Los bebés que se amamantan...

- tienen mejor desarrollo cerebral.
- obtienen mejores resultados en las pruebas de coeficiente intelectual.

¡Las madres que dan el pecho son más saludables! Ellas tienen...

- menos sangrado después del parto.
- menor riesgo de cáncer en los senos, los ovarios y el útero.
- menos riesgo de depresión posparto.

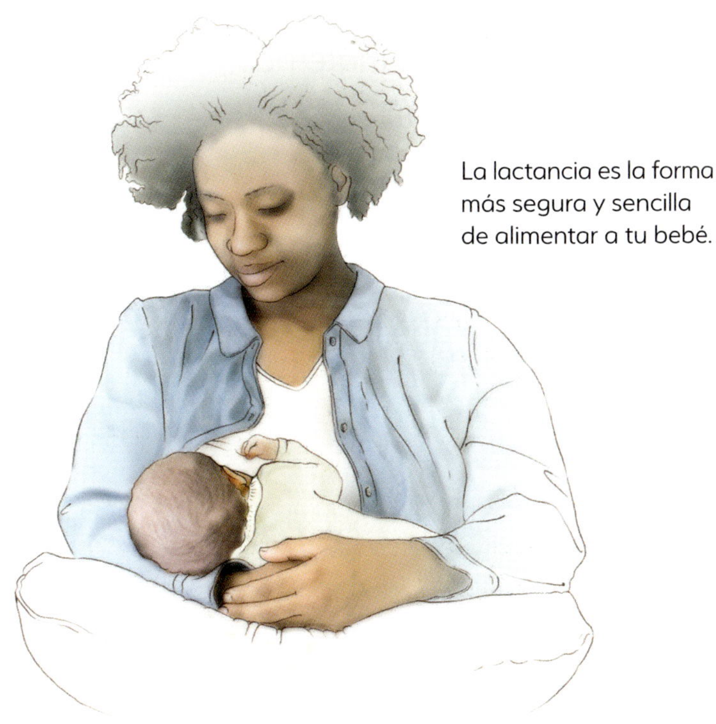

La lactancia es la forma más segura y sencilla de alimentar a tu bebé.

¡La lactancia ahorra tiempo y dinero! Los padres de los bebés que se amamantan...

- ahorran más de $1,500 dólares tan solo durante el primer año al no tener que comprar equipo y fórmula.
- faltan menos días al trabajo.
- pierden menos ingresos.

¡Tu leche es el único alimento hecho especialmente para tu bebé! La leche materna...

- contiene más de 200 nutrientes.
- siempre está lista.
- es limpia y segura.
- nunca está demasiado caliente ni demasiado fría.

¡La lactancia hace que tu vida sea más fácil!

Mamás y papás que comparten consejos acerca de la lactancia: **babygooroo.com/video/advice/sp**

¿Qué debo hacer si mis familiares y amigos me dicen que no amamante?

Mientras más sepas acerca de la lactancia, más fácil te será pasar por alto los comentarios de tus familiares y amigos que no te sean útiles.

Comienza por aprender todo lo que puedas sobre la lactancia antes de que nazca tu bebé, y comparte esta información con las personas más cercanas a ti. Una vez que tus familiares y amigos entiendan las muchas formas en que la lactancia los beneficia a ti y a tu bebé, es posible que te den más apoyo. Hazles saber que respetas sus decisiones y que esperas que ellos respeten las tuyas.

Por encima de todo, hazles saber a tus familiares y amigos que son una parte importante de tu vida y que esperas que también formen una parte importante de la vida de tu bebé.

¿Todas las madres pueden dar el pecho?

Aunque los beneficios de la lactancia por lo general son más importantes que los riesgos, es posible que a las madres con ciertas enfermedades se les diga que no den el pecho o que tengan que dejar de hacerlo durante un tiempo corto.

Si tienes alguno de los siguientes padecimientos, habla con tu proveedor de atención para la salud y el de tu bebé acerca de los beneficios y los riesgos de la lactancia.

- Tuberculosis activa y sin tratar
- Infección de VIH
- Infección de HTLV tipo 1 o 2
- Enfermedades que requieren quimioterapia
- Enfermedades que requieren tratamiento de radiación

¿Todos los bebés pueden amamantarse?

Es *posible* amamantar a casi todos los bebés, y de hecho 9 de cada 10 bebés en EE. UU. *sí* toman el pecho. Sin embargo, existe un pequeño grupo de bebés que no pueden hacerlo: los que nacen con una rara enfermedad genética conocida como *galactosemia.*

La lactosa, que es el principal azúcar de la leche materna, es una combinación de glucosa y galactosa. Los bebés que tienen galactosemia no pueden digerir la galactosa, así que deben alimentarse con una fórmula sin lactosa en lugar de tomar leche materna.

Aunque la galactosemia es un trastorno de por vida, se puede controlar fácilmente por medio de una alimentación especial. Para lograr un diagnóstico y tratamiento oportunos, a todos los recién nacidos se les hace la prueba para detectar la galactosemia poco después de nacer.

¿Cómo puedo amamantar frente a otros sin sentirme incómoda?

Algunas madres se sienten incómodas al amamantar frente a otros, pero otras no se sienten así. Con un poco de práctica podrás aprender a dar el pecho sin exponer los senos. Hazle saber a tu compañero que necesitas su apoyo. ¡Ten confianza! Le estás dando lo mejor a tu bebé.

Mamás que comparten consejos acerca de cómo amamantar fuera de casa: **babygooroo.com/video/public/sp**

¿Se sentirá excluido mi compañero?

La lactancia beneficia a todos los que forman parte de la vida de tu bebé. Los bebés que se amamantan acuden menos al médico y al hospital por enfermedades, lo cual facilita la crianza de los hijos. Las tomas nocturnas son más fáciles cuando no es necesario mezclar, medir o calentar la fórmula. Los bebés que se amamantan son portátiles, lo cual es una buena noticia para las familias activas.

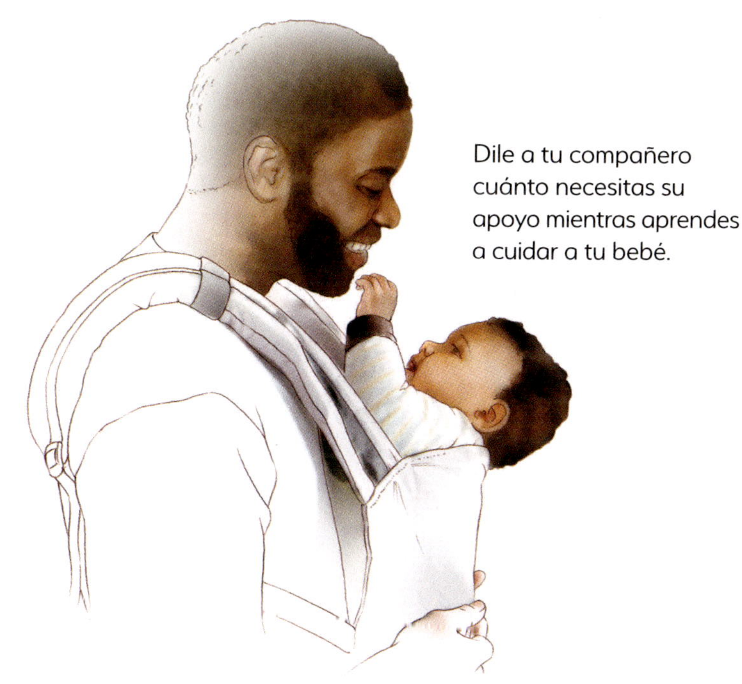

Dile a tu compañero cuánto necesitas su apoyo mientras aprendes a cuidar a tu bebé.

Es cierto que dar el pecho requiere tiempo y energía, especialmente en las primeras semanas. Por fortuna, las primeras semanas pasan pronto. Durante este período, asegúrate de decirle a tu compañero cuánto necesitas su apoyo mientras aprenden juntos a cuidar a tu bebé.

Consejos para los compañeros

- Aprende todo lo que puedas acerca de la lactancia.
- Ayuda a colocar al bebé, hacerlo eructar y cambiarle los pañales.
- Alimenta a tu compañera mientras ella alimenta a tu bebé.
- Hazle saber a tu compañera que estás orgulloso de ella.
- Pasa algo de tiempo a solas con tu bebé todos los días; llévalo a pasear, juega con él mientras lo bañas, cántale, baila o lean un libro juntos.
- Si te sientes celoso o enojado, habla acerca de tus sentimientos.
- ¡Pasa algo de tiempo a solas con tu pareja cada semana!

Papás que hablan acerca de lo que significa tener un bebé que se amamanta: **babygooroo.com/video/dads/sp**

¿Tengo los senos demasiado pequeños o demasiado grandes para amamantar?

Los senos vienen en todo tipo de formas y tamaños. Las mujeres que tienen los senos pequeños producen la misma cantidad de leche que las mujeres con senos grandes. La mayoría de los bebés aprenden a amamantar de los senos de su madre si se les da la oportunidad. ¡Lo único que se requiere es práctica!

El tamaño y la forma del pezón pueden hacer que la lactancia sea más fácil o más difícil para algunos bebés. Si tienes preguntas acerca del tamaño o la forma de tus senos o pezones, habla con tu proveedor de atención para la salud.

¿Me cambiará el tamaño y la forma de los senos con la lactancia?

Existen varios factores que pueden hacer que cambie el tamaño y la forma de los senos, como la edad, el embarazo, los genes y el aumento o pérdida de peso. Quizás descubras que tus senos se vuelven más pequeños después de que nazca el bebé y bajes el peso que aumentaste durante el embarazo. Esto puede suceder sin importar cómo decidas alimentar a tu bebé.

¿Dar el pecho duele?

Es posible que sientas un tirón, un jalón o dolor al principio de la toma cuando el bebé se prenda al seno. Si tu bebé está bien colocado, el dolor durará solo unos segundos. Si dura más de unos segundos, interrumpe la succión deslizando un dedo en el interior de la boca del bebé. Retira al bebé del seno e inténtalo de nuevo.

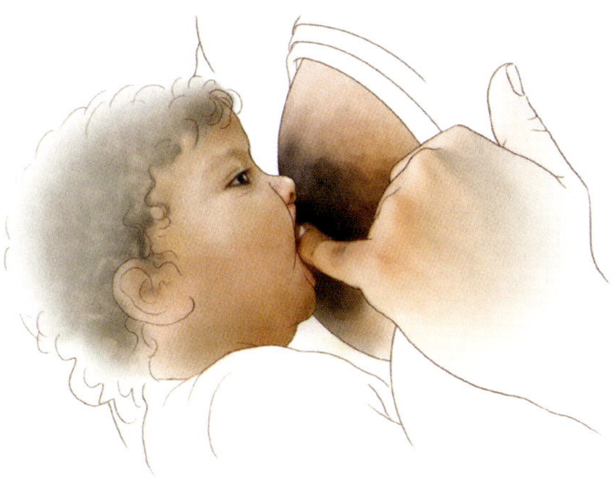

Interrumpe la succión deslizando un dedo en el interior de la boca del bebé.

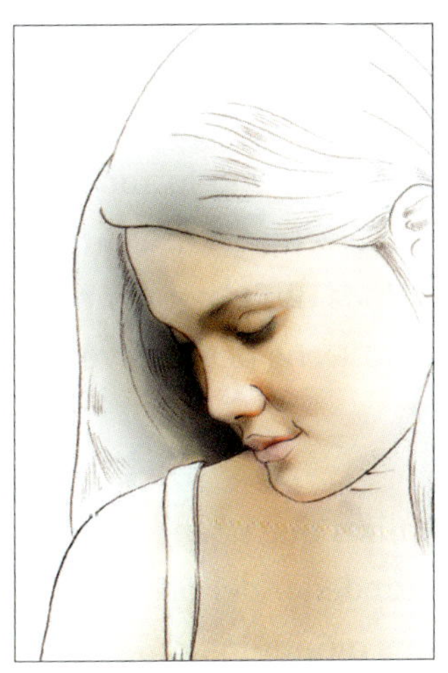

Capítulo 2

Cómo prepararte para amamantar

¿Cómo producen leche los senos?

El interior del seno contiene unos grupos de células con forma de uvas que son las encargadas de producir la leche. Estas células productoras de leche se llaman "alveolos". Unos tubos pequeños llamados "conductos de leche" transportan la leche de los alveolos hasta los orificios del pezón.

Los pequeños bultos con apariencia de espinillas que se encuentran en la *areola,* la parte más oscura del seno alrededor del pezón, se llaman "glándulas de Montgomery". Estas glándulas producen una sustancia aceitosa que protege el pezón.

Cuando el bebé se amamanta, tu cerebro recibe el siguiente mensaje: "¡Tengo hambre!" Tu cerebro escucha el mensaje y le envía una señal a tus senos para que liberen la leche. Esta liberación de leche se conoce como el "reflejo del chorro de leche". Es posible que tengas una sensación de cosquilleo en los senos cuando te baje la leche. O quizás veas que te gotea leche de los pezones. No te preocupes si no sientes ni ves nada. Cada mamá es diferente.

El cerebro también le envía señales a los senos para que produzcan más leche para reemplazar la que toma el bebé.

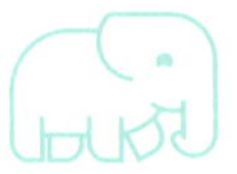

Mientras más leche tome tu bebé de tus senos, más leche producirás.

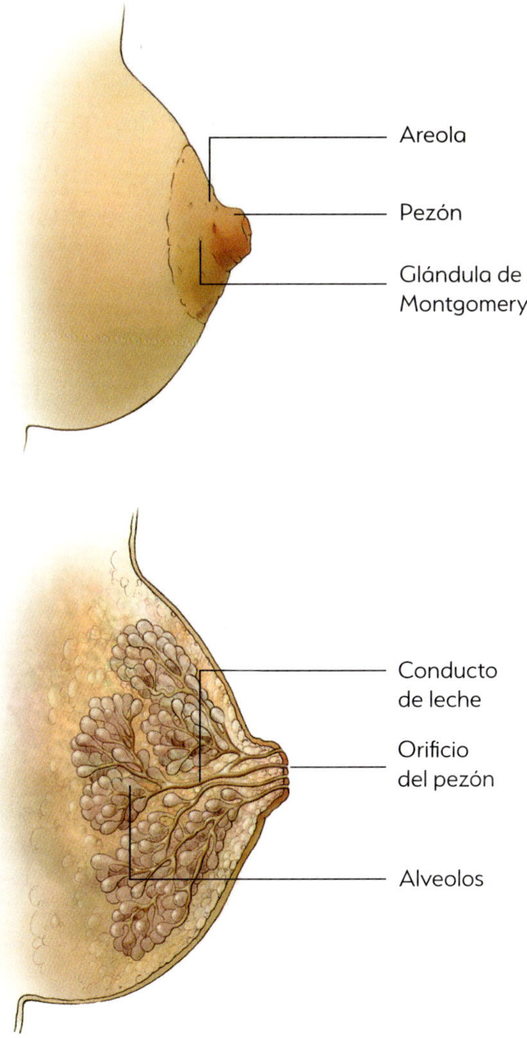

Los senos humanos tienen muchos componentes, y cada uno de ellos tiene una función especial.

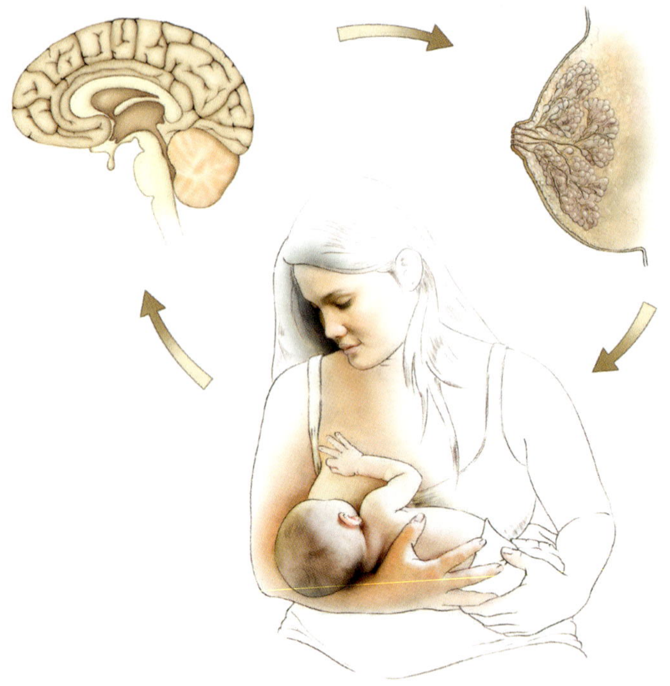

Lo único que necesitas tener para amamantar es un seno, un bebé y un cerebro.

¿Qué apariencia tiene la leche humana?

El *calostro* es la primera leche que producen los senos. Puede ser espeso y amarillo, o transparente y aguado. La producción del calostro puede comenzar a partir de la semana 16 del embarazo y continúa durante algunos días después del parto. Los bebés recién nacidos necesitan cantidades pequeñas de alimento con frecuencia, así que los senos producen cantidades pequeñas de calostro cada día. El calostro ayuda a que tu bebé haga popó, lo protege contra las enfermedades y le satisface el hambre y la sed. El calostro es la primera vacuna de tu bebé.

Durante las primeras 2 semanas después del parto, tu leche irá cambiando poco a poco hasta convertirse en leche madura. La leche madura puede ser aguada y ligera (baja en grasa), espesa y cremosa (alta en grasa) o de consistencia regular. Siempre y cuando tu bebé esté aumentando de peso y creciendo, puedes tener la seguridad de que está comiendo lo suficiente.

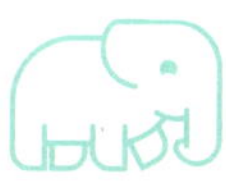

El calostro se produce solo para los bebés recién nacidos, y proporciona todos los nutrientes que tu bebé necesita. Quizás no parezca leche, ¡pero sí lo es!

¿Cómo me cuido los senos?

¡Relájate! Los senos y los pezones casi no requieren cuidados. Las *glándulas de Montgomery,* que son pequeños bultos con forma de espinillas que se encuentran en la parte más oscura del seno, alrededor del pezón, producen una sustancia aceitosa. Esta sustancia ayuda a mantener humectados los pezones y los protege de las infecciones.

Cuando comiences a amamantar, sigue estas sencillas instrucciones...

- Lávate los senos una vez al día cuando te bañes.
- Utiliza solamente agua limpia y un jabón suave. No utilices lociones, cremas ni aceites.
- No es necesario que uses sostén mientras amamantas si no estás acostumbrada a usarlo. Sin embargo, si deseas utilizar un sostén por comodidad o soporte, quizás te sea útil usar un sostén para lactancia. Selecciona un sostén de algodón que se ajuste fácilmente y que te permita sentirte cómoda. Evita usar sostenes con varilla. Si prefieres un sostén con varilla, quítatelo para amamantar una o dos veces durante el día, así como durante la noche. Esto ayudará a asegurar la extracción de leche de todas las partes del seno.
- Si necesitas usar protectores absorbentes dentro del sostén para proteger la ropa, recuerda cambiártelos con frecuencia.

Selecciona protectores absorbentes hechos con capas suaves de algodón, seda o lana. No utilices protectores forrados de plástico que atrapen la humedad. Algunos protectores están hechos para usarse solamente una vez; otros se pueden lavar y usarse de nuevo.

- Si se te reseca la piel, puedes utilizar una pequeña cantidad de lanolina. Con un poco es suficiente.
- Si te duelen los pezones, aplica unas gotas de leche materna al pezón y la areola después de cada toma.
- ¡Si tienes dolor, grietas o sangrado en los pezones, llama a tu proveedor de atención para la salud para que te ayude!

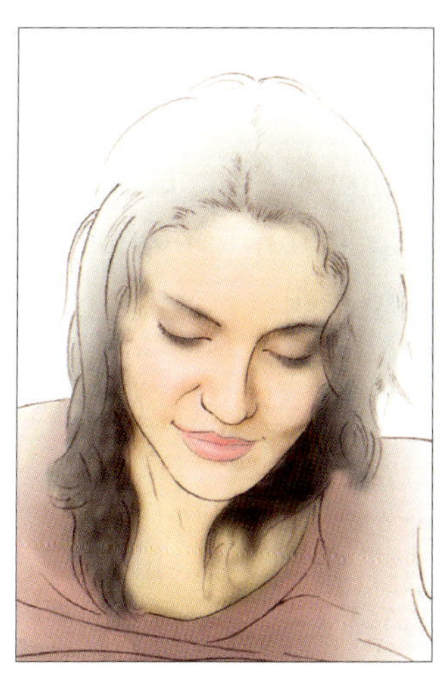

Capítulo 3

El inicio de la lactancia

¿Cómo comienzo?

Las mamás y los bebés saben cómo lactar, ¡simplemente no sabes que lo sabes hasta que lo intentas! Aunque la lactancia parezca difícil al principio, una vez que aprendas será fácil.

La primera vez que amamantes a tu bebé

Coloca a tu bebé piel con piel entre tus senos por lo menos durante la primera hora después de su nacimiento. Sostén suavemente a tu bebé con los brazos. Los bebés nacen con sentidos y reflejos que les ayudan a oler, gatear, lamer, prenderse y amamantarse; así que recuéstate, relájate y permite que tu bebé tome la iniciativa. Si es necesario, extráete unas gotas de calostro para ayudar a tu bebé a encontrar tu seno.

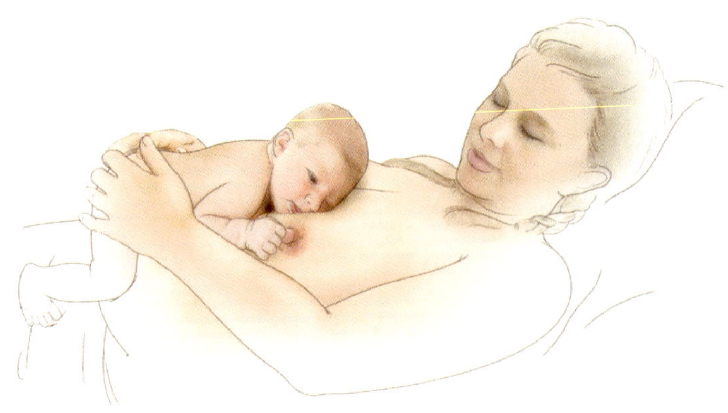

Coloca a tu bebé piel con piel entre tus senos por lo menos durante la primera hora después de su nacimiento.

Deja para después las tareas menos importantes como bañar y cambiarle el pañal al bebé, y utiliza estos momentos para conocerse y para amamantar.

Las siguientes alimentaciones de tu bebé

Mantén a tu bebé contigo día y noche. Esta es tu oportunidad de practicar la lactancia.

Busca las primeras señales de hambre, y ofrécele el seno en cuanto aparezcan. Las primeras señales de hambre incluyen los chasquidos con la boca, chuparse los dedos o los puños, retorcerse o ponerse inquieto.

Elige una posición cómoda. Las mejores posiciones para amamantar son las que les funcionan a ti y a tu bebé. Al principio, es posible que quieras usar la posición reclinada para permitir que tu bebé se prenda por sí solo en el seno (prensión guiada por el bebé). Una vez que aprenda a amamantarse bien, podrás sentarte o acostarte y colocarte al bebé en el pecho (prensión guiada por la madre).

Sin importar las posiciones que elijas, asegúrate de que la cabeza, los hombros, las rodillas y el pecho del bebé estén de frente a tu seno. Piensa cómo te colocas frente a la mesa para comer, y coloca a tu bebé de la misma forma.

Mamás que comparten sugerencias acerca de cómo colocar a los bebés: **babygooroo.com/video/positioning/sp**

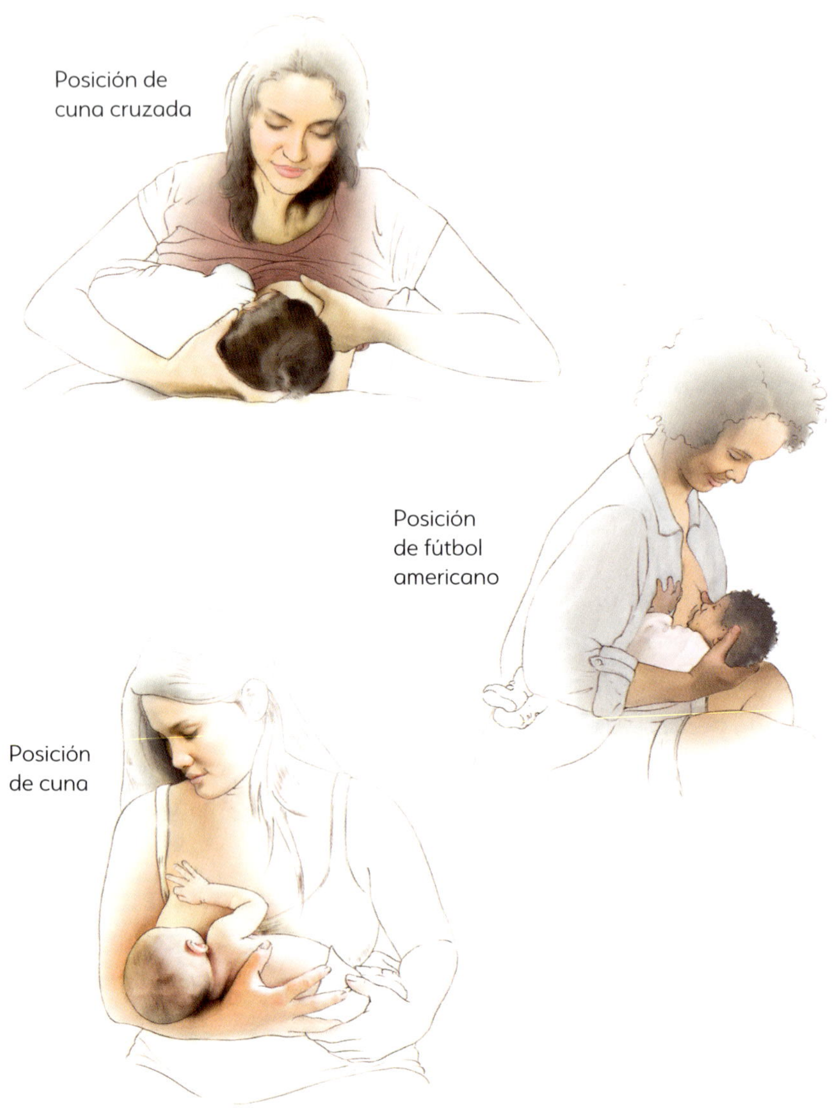

Piensa cómo te colocas frente a la mesa para comer, y coloca a tu bebé de la misma forma.

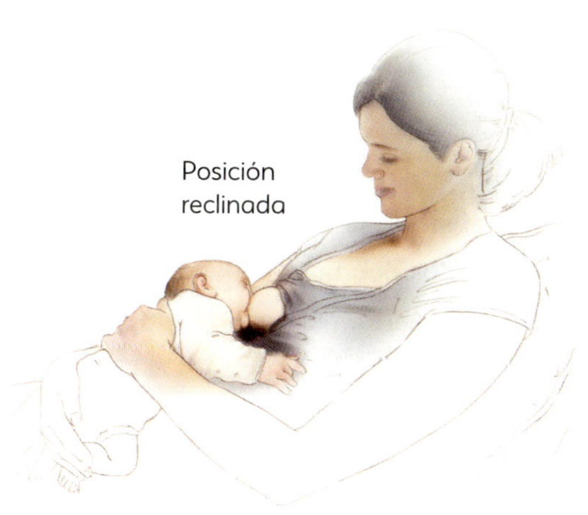

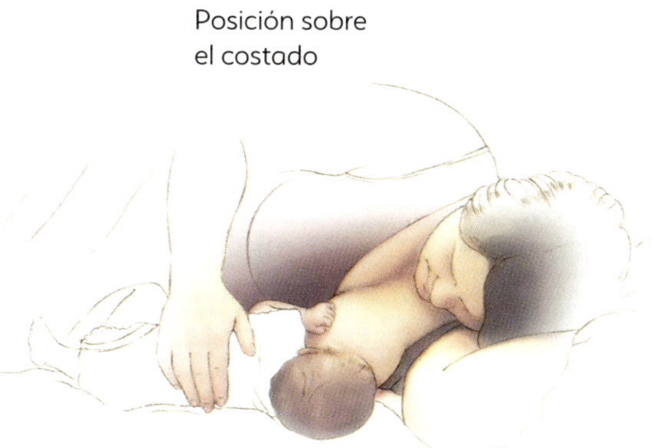

Las mejores posiciones para amamantar son las que les funcionan a ti y a tu bebé.

Sostén tu seno. Si necesitas sostenerte el seno con la mano, asegúrate de colocar los dedos alejados del pezón. Esto permitirá que el bebé tome en la boca el pezón y el tejido del seno que lo rodea.

Sostén a tu bebé. Si eliges la posición de cuna cruzada o de fútbol americano, tendrás que sostener la cabeza del bebé con tu mano. Coloca el pulgar y los otros dedos debajo de las orejas y alrededor de la nuca de tu bebé para sostenerlo. No coloques la mano en la parte posterior de la cabeza del bebé.

Extrae (exprime) unas pocas gotas de calostro o leche materna. Coloca el pulgar y los dedos en lados opuestos de la areola, que es la parte más oscura del seno alrededor del pezón. Presiona contra el pecho. Después comprime (exprime suavemente) el seno, no el pezón, entre el pulgar y los dedos.

Hazle cosquillas en la nariz a tu bebé con el pezón. Cuando abra bien la boca, como si estuviera bostezando, colócalo suavemente sobre el seno, comenzando con la barbilla y el labio inferior. ¡Asegúrate de que esté bien prendido y de que tenga la boca llena de seno!

Mamás que comparten consejos acerca de cómo saber si el bebé está bien prendido: **babygooroo.com/video/latch/sp**

Colocación
correcta

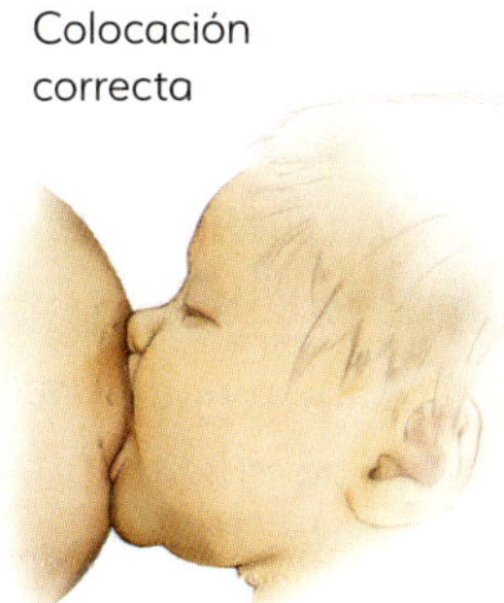

Colocación
incorrecta

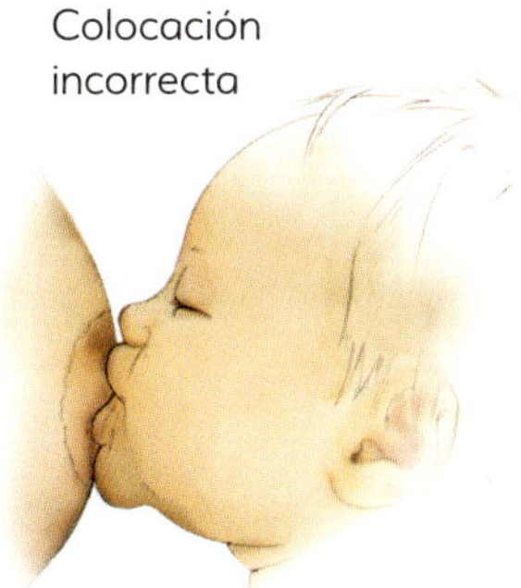

¡Asegúrate de que esté bien prendido y de que tenga la boca llena de seno!

Mantén a tu bebé cerca de ti y en una posición cómoda. Si mantienes a tu bebé cerca, podrá prenderse bien y comprimir tu seno entre el paladar y la lengua.

Revisa la posición de la nariz, las mejillas, la barbilla y los labios de tu bebé. La barbilla de tu bebé debe estar firmemente presionada en tu seno. La nariz y las mejillas pueden tocar ligeramente el seno. Debe tener la boca bien abierta como si estuviera bostezando, y los labios deben estar curvados hacia fuera.

¡Observa a tu bebé y olvídate del reloj! Amamanta a tu bebé todo el tiempo que él quiera en el primer seno antes de ofrecerle el otro. Cuando tu bebé deje de mamar y succionar o se quede dormido, despiértalo, hazlo eructar y ofrécele el otro seno.

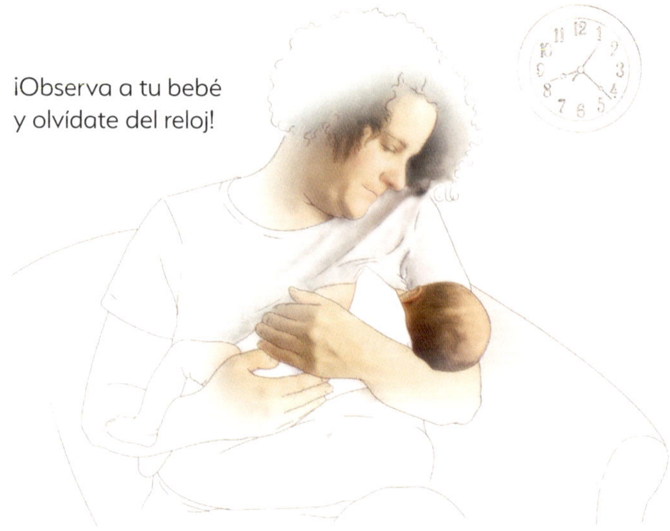

Interrumpe la succión antes de desprender al bebé del seno. Puedes interrumpir la succión deslizando suavemente un dedo entre las encías del bebé y hacia el interior de la boca.

Ofrécele ambos senos en cada alimentación, pero no te preocupes si parece estar satisfecho después de tomar solo uno.

Comienza cada toma con el seno que ofreciste la última vez.

Alimenta a tu bebé por lo menos ocho veces cada 24 horas. Las tomas frecuentes les dan a ti y a tu bebé la oportunidad de practicar la lactancia.

Evita los biberones y los chupones. Espera hasta que tu bebé haya aprendido a amamantar antes de ofrecerle un biberón o un chupón. Las mamilas de los biberones y los chupones pueden confundir a tu bebé.

Evita los suplementos. Tu leche contiene todos los nutrientes que tu bebé necesita. Si le das agua, fórmula u otros alimentos a tu bebé, producirás menos leche.

¡Relájate y disfruta de estos momentos con tu bebé!

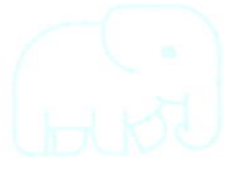

Tu leche es el único alimento que tu bebé necesita durante aproximadamente los primeros 6 meses.

¿Con cuánta frecuencia debe amamantarse mi bebé?

Tu bebé necesita amamantarse por lo menos ocho veces cada 24 horas. Muchos bebés se amamantan de 10 a 12 veces al día. Vigila a tu bebé para detectar las primeras señales de hambre, como buscar el seno, chuparse los dedos o los puños, retorcerse o ponerse inquieto. No esperes a que tu bebé llore. Si no detectas las primeras señales de hambre o esperas a que tu bebé llore, podría ser más difícil que se prenda y se amamante bien.

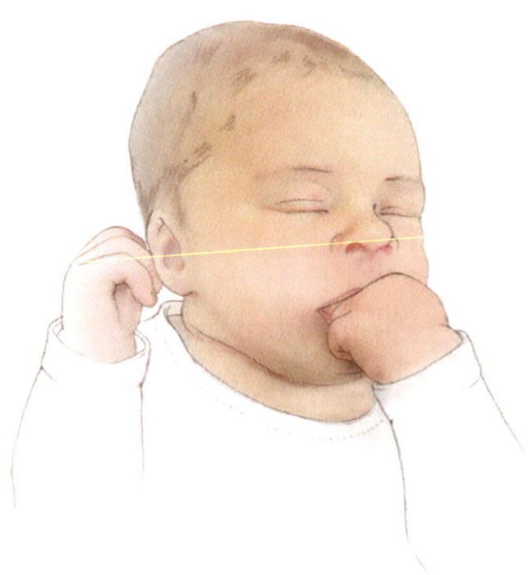

Las primeras señales de hambre incluyen buscar el seno, chuparse los dedos o los puños, retorcerse o ponerse inquieto.

Algunos bebés se amamantan de manera regular de día y de noche. Otros agrupan las tomas cada hora durante tres a cinco tomas, y después duermen varias horas entre estos períodos. Cada bebé es diferente. ¡Y cada día es diferente! Tu bebé te dará señales de que tiene hambre. Asegúrate de mantenerlo cerca para que no te pierdas sus primeras señales de hambre.

A veces, el bebé somnoliento no quiere comer con suficiente frecuencia y quizás necesites despertarlo para amamantar. Durante las primeras semanas, si tu bebé no se despierta para comer por lo menos ocho veces cada 24 horas, observa las primeras señales de hambre o de sueño ligero y despiértalo para darle el pecho.

Puedes estar segura de que tu bebé está comiendo lo suficiente si recupera el peso que tuvo al nacer para las 2 semanas de edad y aumenta por lo menos ¾ onzas (20 gramos) al día o 5 onzas (140 gramos) por semana.

Consejos para despertar a un bebé somnoliento

- Siéntalo sobre tu regazo y háblale.
- Dale masaje en los pies y la espalda.
- Quítale el pañal.
- Límpiale las nalguitas con una toallita húmeda y tibia.

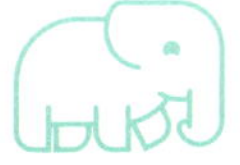

Tu bebé necesita amamantarse por lo menos ocho veces cada 24 horas. Muchos bebés se amamantan de 10 a 12 veces al día.

¿Cuánto tiempo dura una toma?

Tu bebé te dará señales de que está satisfecho. ¡Así que observa a tu bebé y olvídate del reloj!

Las tomas pueden ser cortas, largas o regulares. ¡La duración de la toma dependerá de si tu bebé solo quiere un refrigerio o una comida completa!

Tu bebé te dará señales de que está satisfecho.

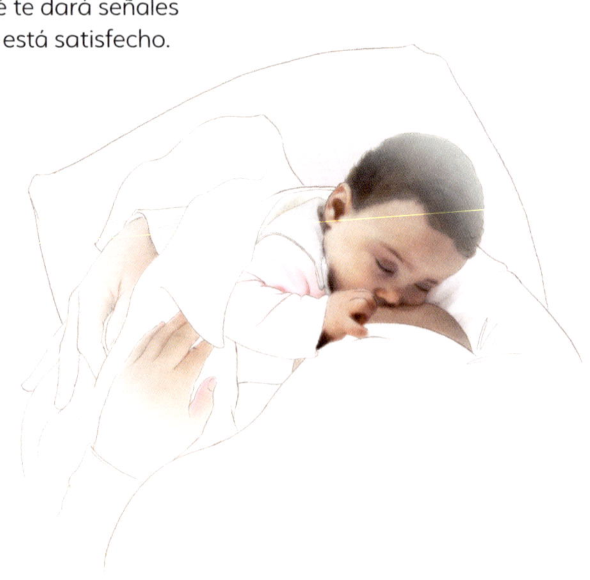

Cuando tu bebé deje de mamar y tragar, hazlo eructar y ofrécele el otro seno. Si no se alimenta bien en el primer seno, colócalo de nuevo en el mismo seno antes de ofrecerle el segundo seno. Esto permitirá asegurar que tu bebé obtenga los nutrientes y las calorías que necesita para crecer. No te preocupes si se alimenta solo de un seno. Cada uno de tus senos puede proporcionarle una comida completa.

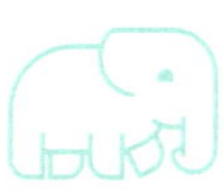

Cada uno de tus senos puede proporcionarle una comida completa. Así que no te preocupes si el bebé se alimenta solo de un seno.

¿Cuál es el tamaño de una alimentación promedio durante la primera semana?

Al principio, tu bebé necesita solo pequeñas cantidades de leche. Estas alimentaciones pequeñas y frecuentes les darán a ti y a tu bebé la oportunidad de practicar la lactancia.

Durante los primeros 2 días, los bebés que se amamantan toman de 1 a 1½ cucharaditas (5 a 7 ml) de leche en cada toma. Para finales de la primera semana, tu bebé estará comiendo de 2 a 2½ onzas (60 a 75 ml) en cada alimentación.

A medida que el bebé crezca, también aumentará tu suministro de leche. Mientras más leche tome tu bebé de tus senos, más leche producirás.

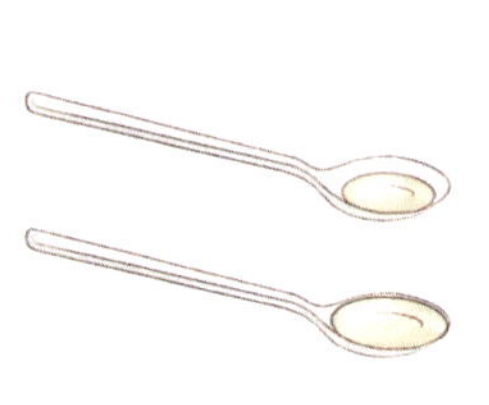

Día 1
1 a 1½ cucharaditas
(5 a 7 ml)
en cada toma

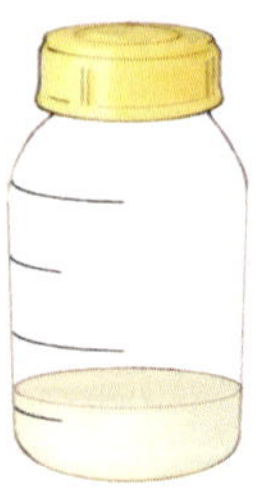

Día 3
¾ a 1¼ onzas
(23 a 38 ml)
en cada toma

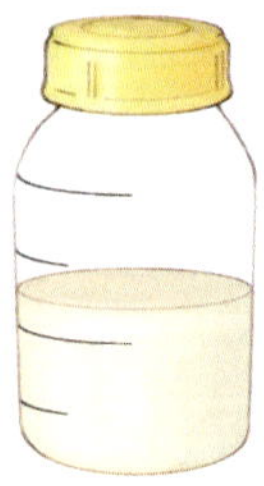

Día 7
2 a 2½ onzas
(60 a 75 ml)
en cada toma

¿Cómo puedo comprobar si mi bebé está comiendo suficiente?

Muchas madres se preocupan porque no saben si su bebé está comiendo lo suficiente. Sin embargo, pronto se dan cuenta de que es fácil producir suficiente leche para llenar el pequeño estómago de un bebé. ¡Solo recuerda que nada saldrá por abajo a menos que entre por arriba! Puedes estar segura de que tu bebé está obteniendo suficiente alimento si...

- está activo y alerta.
- queda contento y satisfecho después de amamantarse.
- se amamanta por lo menos ocho veces cada 24 horas.
- chupa y traga mientras se amamanta.
- baja no más del 7 por ciento de su peso al nacer.
- aumenta por lo menos 5 onzas o 140 gramos cada semana después de la primera.
- hace popó tres o más veces al día y moja los pañales seis o más veces al día para el quinto día de nacido.
- hace popó amarilla para el quinto día.
- produce orina transparente o de color amarillo pálido.

Mamás que comparten consejos acerca de cómo saber si el bebé está comiendo suficiente: **babygooroo.com/video/enough/sp**

Si no estás segura de que tu bebé esté comiendo lo suficiente, continúa dándole el pecho y llama a su proveedor de atención para la salud o a tu clínica WIC (consulta la sección "¿Qué es WIC?" en la página 112).

Mamás que comparten consejos acerca de cómo saber si el bebé tiene hambre: **babygooroo.com/video/hungry/sp**

¿Qué apariencia debe tener la popó de mi bebé?

La buena noticia es que la popó de los bebés que se amamantan no huele mal. ¡La mala noticia es que hacen mucha!

Podrás saber que tu bebé está comiendo suficiente por el color y la cantidad de la popó.

La popó de tu bebé será...

- negra, espesa y pegajosa durante el primero y segundo días.
- verde y pastosa para el tercer día.
- amarilla, aguada y con apariencia de semillas para el quinto día.

Después del segundo día, el bebé hará popó tres o más veces al día. A medida que crezca tu bebé, la cantidad y el tamaño de la popó cambiará. Después de 4 a 6 semanas, algunos bebés continuarán haciendo popó tres o más veces al día. Otros harán popó con menos frecuencia (cada 1 a 5 días), pero estas serán más grandes.

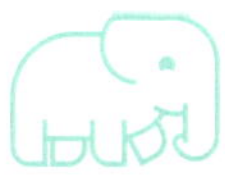

Si tu bebé hace popó negra al tercer día, hace popó verde al quinto día o hace menos popó que la esperada en cualquier día, llama de inmediato a su proveedor de atención para la salud.

DÍA	CANTIDAD	COLOR
1	1+	Negra
2	1+	Negra
3	3+	Verde
4	3+	Verde
5 a 28	3+	Amarilla

Cantidad y color de la popó de tu bebé durante el primer mes.

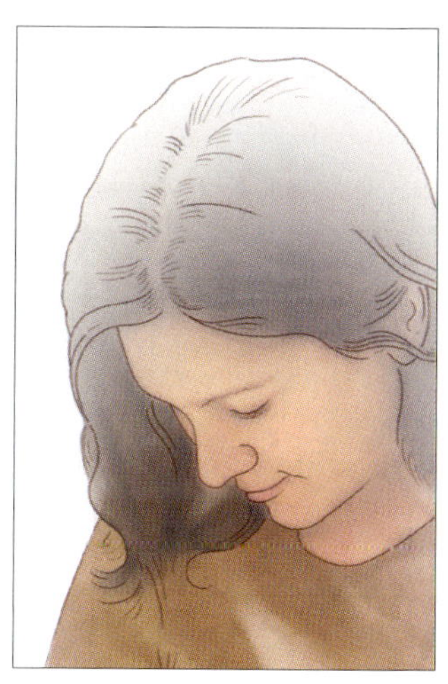

Capítulo 4

Cómo hacer que la lactancia funcione

¿Por qué la lactancia parece tan difícil al principio?

Existen diferentes factores que pueden afectar la rapidez con que la madre y el bebé aprenden a amamantar. Estos factores incluyen la edad del bebé, el uso de medicamentos para el dolor por parte de la madre durante el parto, el tipo de nacimiento (vaginal o por cesárea), la duración del parto, el uso de instrumentos durante el nacimiento (fórceps o extractor a vacío) y las infecciones o enfermedades de la madre o del bebé.

Incluso cuando la madre y el bebé están saludables, aprender a amamantar requiere paciencia y práctica. Las tomas frecuentes desde el principio les ayudarán a ti y a tu bebé a tener un buen inicio. La lactancia se facilitará a medida que tú y el bebé se vuelvan más fuertes. ¡En poco tiempo te será difícil recordar por qué la lactancia te pareció tan complicada alguna vez!

Mamás que comparten sus opiniones acerca de lo más difícil de la lactancia: **babygooroo.com/video/hardest/sp**

¿Cómo puedo amamantar y continuar haciendo todo lo que tengo que hacer?

Después del nacimiento de tu bebé, tu labor más importante es cuidarlo a él y cuidarte a ti misma. Déjales las tareas del hogar a los demás, o si es necesario no las termines; ¡las telarañas pueden esperar!

Las frustraciones de la crianza de los hijos parecen ser mayores cuando los padres están agotados por falta de sueño. Así que trata de tomar siestas por lo menos una vez durante el día cuando tu bebé duerma, y usa tu piyama o camisón durante la primera semana como recordatorio para la familia y los amigos de que aún te estás recuperando.

Algunas madres se sienten cómodas al amamantar frente a sus familiares y amigos (tanto hombres como mujeres), pero otras no. Así que no dudes en decirles si sientes que necesitas más privacidad.

Es bueno contar con ayuda en casa, pero los familiares y amigos pueden ser motivo de estrés. Es posible que tú o tu compañero tengan que explicarles amablemente los beneficios de la lactancia y la importancia de las tomas frecuentes, de la alimentación a solicitud y de las tomas durante la noche. Explícales que es mejor para ti y para tu bebé tomar siestas durante el día y amamantar durante la noche, que hacer que la abuelita le dé el biberón a tu bebé para que tú puedas dormir toda la noche.

Come gran variedad de alimentos saludables y toma suficientes líquidos para saciar la sed. Sabrás que estás tomando suficiente líquido si tu orina es transparente o de color amarillo pálido. Utiliza cada toma como recordatorio para comer un refrigerio ligero o tomar alguna bebida.

Puedes comenzar a hacer ejercicio ligero de 2 a 4 semanas después de que nazca el bebé, pero escucha lo que te diga tu cuerpo. Muchas madres, ansiosas por bajar el peso que subieron durante el embarazo, realizan demasiadas actividades en forma prematura y rápidamente se arrepienten. Si tienes alguna pregunta acerca de qué actividades son seguras, habla con tu proveedor de atención para la salud. ¡Recuerda, estas primeras semanas son una experiencia de aprendizaje para toda la familia, así que relájate y disfruta de esta época con ellos!

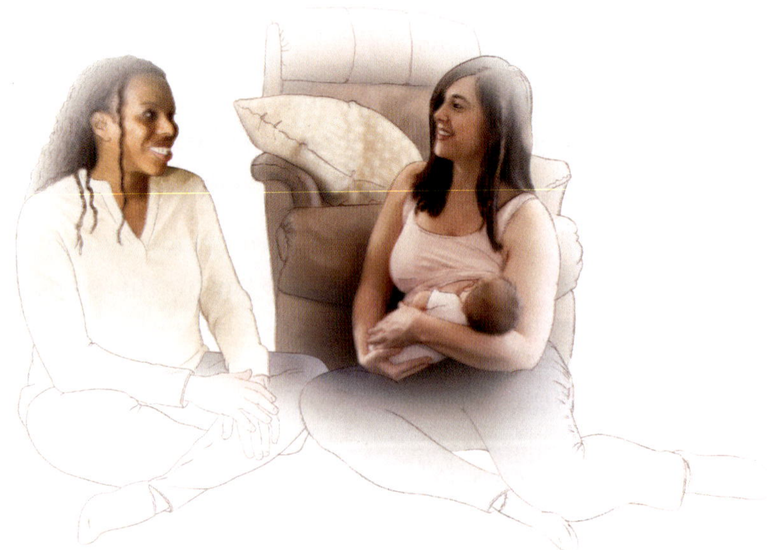

Algunas madres se sienten cómodas al amamantar frente a sus familiares y amigos (tanto hombres como mujeres), pero otras no.

¿Qué debo hacer si tengo los pezones adoloridos?

Es posible que sientas los pezones adoloridos durante la primera semana en que tú y tu bebé estén aprendiendo a amamantar. Muchas madres sienten un tirón o un jalón doloroso cuando el bebé se prende al seno. Esto es común. Si tu bebé está bien colocado, el dolor debe durar solo unos segundos. Si sientes dolor durante más de unos segundos, interrumpe la succión deslizando un dedo en el interior de la boca del bebé, retíralo del seno e inténtalo de nuevo.

Sugerencias para aliviar los pezones adoloridos

- Comienza cada toma con el seno que esté menos adolorido. Antes de que tu bebé se prenda, puedes iniciar el flujo de leche colocando una toalla tibia y húmeda sobre el seno o senos adoloridos y dándote un masaje suave.
- Si tienes los senos llenos y duros, extrae a mano una cantidad pequeña de leche para ablandarlos.
- Coloca correctamente a tu bebé en el seno. Recuerda, la barbilla del bebé debe tocarte el seno. Debe tener la boca bien abierta y los labios deben estar curvados hacia fuera.
- Sostén a tu bebé cerca de ti para evitar que te jale los pezones. Recuerda interrumpir la succión antes de desprender al bebé del seno.

- No es necesario que te laves los pezones antes de cada toma. Incluso el agua limpia, cuando se utiliza con frecuencia, reseca la piel.
- Después de cada toma, aplica una cantidad pequeña de leche materna sobre la areola y el pezón de cada seno. Si tienes los pezones resecos y adoloridos, puedes utilizar lanolina en lugar de leche. ¡Con un poco es suficiente!
- Si tienes los pezones adoloridos, agrietados o sangrantes, llama a tu proveedor de atención para la salud.

¿Qué debo hacer si tengo los senos inflamados y duros?

Durante la primera semana después de que nazca tu bebé, tu suministro de leche aumentará en forma constante y es posible que sientas los senos llenos y pesados. Dar el pecho con frecuencia ayudará a aliviar el llenado, pero si retrasas u omites la toma, es posible que los senos se inflamen, se endurezcan y te causen dolor.

Sugerencias para aliviar la inflamación de los senos

- Extrae a mano o con un sacaleche una cantidad pequeña de leche o calostro. Esto suavizará el seno y ayudará a que el bebé se prenda bien.
- Utiliza paquetes fríos entre las tomas para reducir la inflamación. Puedes usar bolsas de chícharos (guisantes) congelados envueltas en una toallita mojada y fresca.
- Aumenta el flujo de leche comprimiendo suavemente el seno entre el pulgar y los dedos cuando tu bebé haga una pausa en la alimentación.
- Amamanta por lo menos ocho veces cada 24 horas.
- Utiliza un sostén cómodo que te dé soporte, pero asegúrate de que te quede bien y no esté demasiado ajustado.

Después de varias semanas, es posible que tus senos luzcan más pequeños y menos llenos. ¡No te preocupes, no estás perdiendo la leche! Simplemente, tu suministro está cambiando para satisfacer las necesidades de tu bebé.

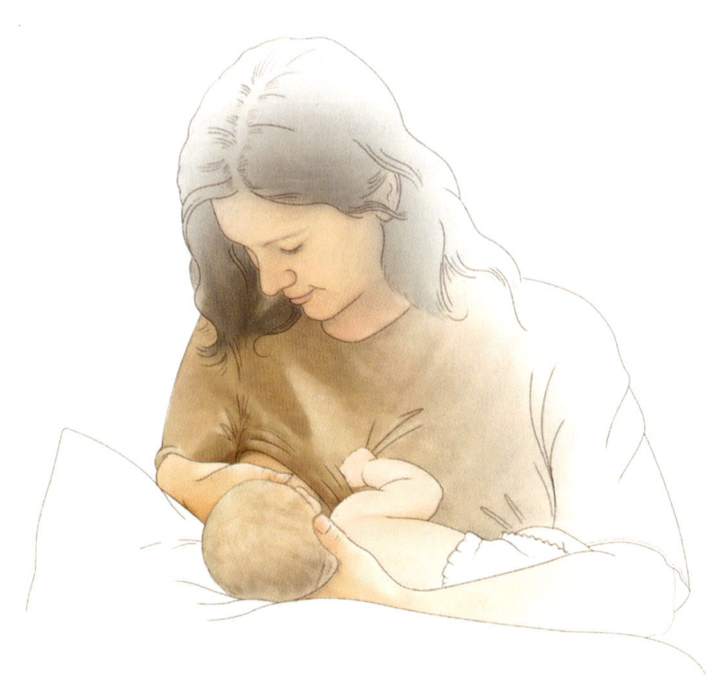

Aumenta el flujo de leche apretando suavemente el seno cuando tu bebé haga pausas durante la alimentación.

¿Cómo puedo evitar que me goteen los senos?

El goteo ocurre a veces cuando piensas en tu bebé, si escuchas que él u otro bebé está llorando o si retrasas una toma. ¡Los senos también pueden gotear al tener relaciones sexuales!

Sugerencias para controlar el goteo

- Puedes detener el flujo de leche presionando las palmas de las manos contra los pezones o cruzando los brazos sobre el pecho.
- Utiliza protectores absorbentes para proteger la ropa. Cambia los protectores con frecuencia y no utilices protectores forrados de plástico que atrapen la humedad.
- Para ocultar la humedad, viste ropa de color claro y estampado pequeño.
- Amamanta a tu bebé antes de tener relaciones sexuales. Aunque tus senos nunca están vacíos, después de que tu bebé se amamanta contienen menos leche.

¿Qué es la "tristeza posparto" y en qué se diferencia de la depresión posparto?

Después de que nazca tu bebé, es posible que te sientas contenta durante un minuto y triste al siguiente. Incluso es posible que llores sin razón aparente. Estos son síntomas de la "tristeza posparto". Muchas madres experimentan la tristeza posparto. Los síntomas son normales, usualmente ocurren de 3 a 4 días después del parto y duran varios días.

Si tus síntomas duran más tiempo o empeoran, es posible que tengas una enfermedad más seria conocida como "depresión posparto". La depresión posparto puede ocurrir inmediatamente después del nacimiento, o semanas o meses después. La depresión posparto es una enfermedad, no una debilidad. Los síntomas de la depresión posparto incluyen:

- no querer cuidarte a ti misma o a tu bebé
- pérdida de apetito
- falta de energía
- problemas para dormir
- sentimiento de tristeza o culpabilidad
- sentir ansiedad o sentirte asustada
- sentirte enojada
- pensar en hacerte daño a ti misma o a tu bebé

Nadie sabe cuáles son las causas de la depresión posparto, pero existen varios factores que pueden aumentar el riesgo de la madre, entre ellos una historia de depresión, un parto y nacimiento difíciles, falta de apoyo familiar y problemas financieros.

La depresión posparto puede durar varias semanas o muchos meses, pero es importante saber que no dura para siempre. Mientras más rápido obtengas ayuda, más pronto comenzarás a sentirte mejor.

Estas son algunas ideas que otras madres que han tenido depresión posparto han encontrado útiles:

- Está bien que te sientas abrumada. El parto suscita muchos cambios y la crianza de los hijos no es fácil.
- Busca a alguien con quién hablar y cuéntale cómo te sientes.
- Sé honesta acerca de lo que puedes y no puedes hacer, y pídele ayuda a los demás.
- Busca a alguien que te ayude con el cuidado de los hijos y las tareas del hogar.
- Haz algo por ti cada día, aunque sea durante solo 15 minutos. Algunas opciones son leer, hacer ejercicio (caminar es bueno para ti y es fácil hacerlo), tomar un baño o escuchar música.
- Acepta el hecho de que algunos días solo podrás hacer una cosa. Quizás haya días en que no puedas hacer nada. Trata de no enojarte cuando esto suceda.

- Escribe lo que piensas y lo que sientes todos los días. Una vez que comiences a sentirte mejor, leer de nuevo lo que escribiste te ayudará a darte cuenta de que estás mejorando.
- Habla con tu proveedor de atención para la salud acerca de tus sentimientos. Tu proveedor puede ofrecerte consejos o medicamentos que sean seguros para ti y para tu bebé.

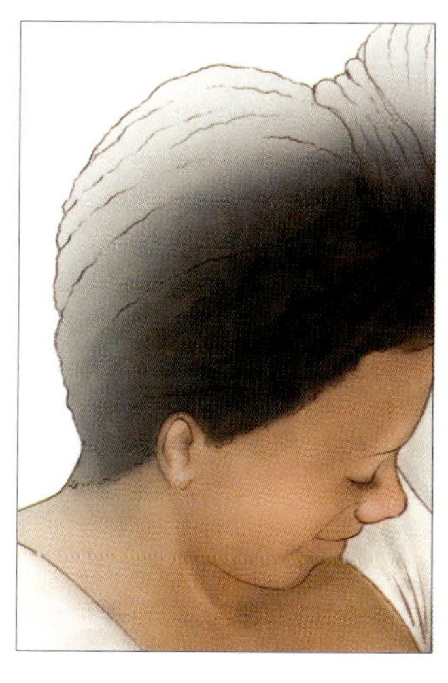

Capítulo 5

Cómo cuidar a tu bebé

¿Cómo puedo calmar al bebé cuando llora?

Los bebés lloran por muchas razones, y algunos lloran más que otros. A veces es fácil descubrir la causa del llanto, pero con frecuencia no es posible hacerlo. Muchos bebés pasan por períodos de inquietud al final de la tarde o durante las primeras horas de la noche. Algunos bebés dejan de llorar al cargarlos, acurrucarlos, mecerlos o bañarlos. Se requiere tiempo para descubrir cómo calmar a tu bebé, así que ten paciencia.

Comienza por revisar cada una de las causas posibles. ¿Está mojado o sucio el pañal de tu bebé? ¿Tiene hambre, está cansado, tiene frío o calor, o simplemente está aburrido? Pronto descubrirás qué formas de consolar a tu bebé funcionan mejor. Si el llanto continúa, tu bebé podría estar enfermo. Tómale la temperatura y llama a su proveedor de atención para la salud si tiene fiebre.

Es posible que haya ocasiones en que no puedas sobrellevar el llanto de tu bebé. Si esto sucede, dáselo a alguien más para que lo cuide o colócalo en un lugar seguro como una cuna o un corralito y tómate un descanso. Haz algo que te relaje, como escuchar música o tomar un baño.

¿Cómo puedo evitar que mi bebé sufra el síndrome de muerte súbita infantil?

El síndrome de muerte súbita infantil es la principal causa de muerte en los bebés de 1 mes a 1 año de edad. El síndrome de muerte súbita infantil ocurre con mayor frecuencia entre los 2 y los 4 meses de edad. Este síndrome se conoce comúnmente como "muerte de cuna" porque la mayoría de los bebés mueren mientras duermen.

La mejor forma de mantener seguro a tu bebé contra el síndrome de muerte súbita infantil es colocarlo siempre de espaldas para dormir. Nunca coloques a tu bebé boca abajo ni de lado para dormir.

La Academia Americana de Pediatría (American Academy of Pediatrics, AAP) recomienda que las madres duerman cerca de los bebés (en la misma habitación), pero no en la misma cama. Los estudios demuestran que cuando las madres y los bebés duermen

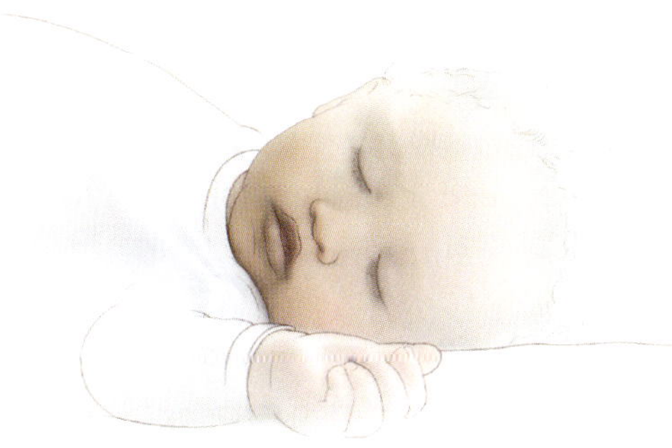

Coloca siempre al bebé sobre la espalda para dormir.

en la misma habitación es más fácil alimentarlos durante la noche, ambos pueden dormir más y los bebés tienen menos riesgo de sufrir el síndrome de muerte súbita infantil.

Otras sugerencias para evitar que tu bebé sufra el síndrome de muerte súbita infantil incluyen las siguientes:

- Amamanta a tu bebé.
- Coloca a tu bebé sobre un colchón firme u otra superficie firme para dormir. Nunca acuestes a tu bebé para dormir sobre una cama de agua, un sofá o una silla.
- Viste al bebé con una sola capa de ropa. No dejes que le dé demasiado calor.
- Coloca a tu bebé en una manta de bebé con mangas y cierre o en un saco para dormir. Incluso las cobijas o cobertores ligeros pueden atrapar a tu bebé.
- No coloques almohadas, ropa de cama pesada o suelta, ni juguetes rellenos en la cama de tu bebé.
- Mantén a tu bebé en un ambiente donde no haya humo de cigarrillos. No fumes durante el embarazo ni durante el primer año de vida de tu bebé.
- Lleva a tu bebé a las visitas regulares de control y a las vacunaciones.
- Llama de inmediato al proveedor de atención para la salud de tu bebé si este parece estar enfermo.

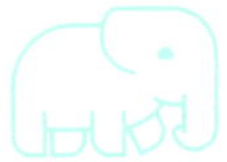

La Academia Americana de Pediatría recomienda que las madres duerman cerca de los bebés, pero en camas separadas.

¿Cuándo dormirá mi bebé toda la noche?

Después de que tu bebé comience a tomar bien el pecho y a subir de peso, puedes comenzar a permitirle que establezca su propio horario de alimentación. Esto puede suceder aproximadamente de 4 a 6 semanas después de nacer. Recuerda que cada bebé es diferente. Algunos bebés se amamantan cada 1 a 3 horas, de día y de noche, durante muchas semanas. Otros se amamantan cada hora o cada 2 horas cuando están despiertos, y duermen durante períodos más largos. Para los 6 meses de edad, muchos bebés duermen desde la medianoche hasta las 5 o 6 de la mañana. ¡Simplemente, lo que tienes que hacer es cambiar tus ideas acerca de lo que es la noche!

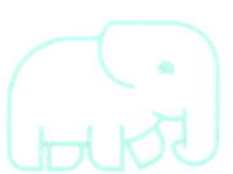

Amamanta a tu bebé y colócalo de espaldas para dormir para ayudar a impedir que sufra el síndrome de muerte súbita infantil.

¿Cómo puedo evitar que se le aplane la cabeza a mi bebé?

El cerebro de tu bebé necesita espacio para crecer, así que la cabeza está formada por huesos suaves que se unen con el tiempo. Cuando los bebés pasan mucho tiempo en una sola posición, es posible que se les forme una zona plana en la cabeza y que el cabello les crezca muy poco ahí. Esto se conoce como "plagiocefalia". La plagiocefalia es una palabra elegante que significa cabeza plana.

Los bebés prematuros tienen más probabilidades de desarrollar una zona plana en la cabeza, debido a que esta es aún más suave que la de los bebés que nacen a término. Además,

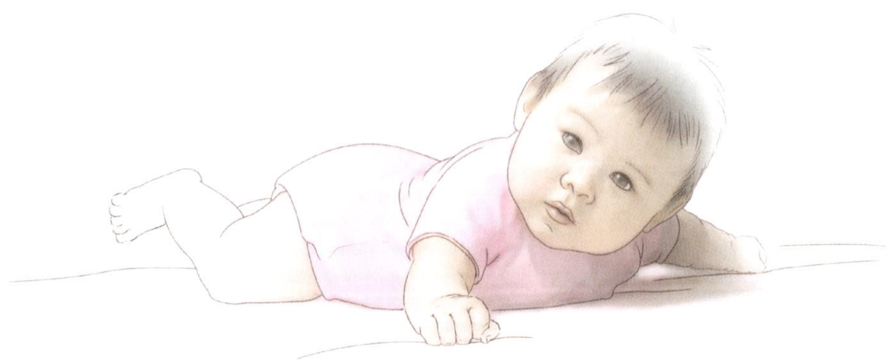

Colocar a los bebés sobre el estómago mientras están despiertos fortalece los músculos necesarios para gatear y sentarse, y ayuda a evitar que se les aplane la cabeza.

los bebés prematuros con frecuencia pasan más tiempo acostados de espaldas sin que nadie los mueva o los cargue. Para evitar que se les aplane la cabeza, a los padres de los bebés prematuros, así como a los padres de los bebés que nacen a término, se les exhorta a que carguen a sus bebés colocados piel con piel contra el pecho. Esto se conoce como cuidado de canguro.

Los bebés que duermen de espaldas tienen menos riesgo de sufrir el síndrome de muerte súbita infantil, así que siempre debes colocar a tu bebé de espaldas para dormir.

Puedes evitar que a tu bebé se le aplane la cabeza colocándolo boca abajo (sobre el estómago) cuando esté despierto o cargándolo en posición vertical en una cangurera. El tiempo que pase sobre el estómago también le fortalecerá los músculos necesarios para gatear y sentarse. Como el riesgo de sufrir el síndrome de muerte súbita infantil es mayor cuando el bebé se encuentra sobre el estómago, nunca lo dejes solo durante el tiempo que pase en esa posición. Si necesitas dejar solo a tu bebé, aunque sea por un minuto o dos, acuéstalo de espaldas. Puedes volver a colocarlo sobre el estómago cuando regreses.

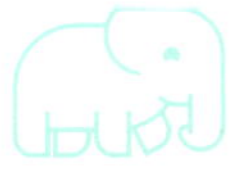

Como el riesgo de sufrir el síndrome de muerte súbita infantil es mayor cuando el bebé se encuentra sobre el estómago, nunca lo dejes solo durante el tiempo que pase en esa posición.

¿Puedo darle chupón a mi bebé?

Mientras más seguido amamantes a tu bebé, más pronto aprenderán ambos esta importante destreza. Si utilizas un chupón en las primeras semanas, es posible que tu bebé se amamante con menos frecuencia y quizás no aprenda a hacerlo bien.

Algunos estudios sugieren que el uso del chupón mientras el bebé duerme puede reducir el riesgo del síndrome de muerte súbita infantil. Sin embargo, lo mejor es esperar hasta que tu bebé se amamante bien (aproximadamente de 2 a 4 semanas después de nacer) antes de ofrecerle un chupón. Si tu bebé rechaza el chupón, no te preocupes. ¡Muchos bebés que se amamantan prefieren chuparse los pulgares, los dedos o los puños!

¿Necesito darle vitaminas a mi bebé?

La Academia Americana de Pediatría recomienda que todos los recién nacidos reciban una sola dosis inyectada de vitamina K poco después de nacer. La vitamina K reduce el riesgo de que tu bebé tenga una hemorragia, ya que ayuda a la coagulación de la sangre. Una inyección de vitamina K protege a tu bebé hasta que las bacterias de su intestino comiencen a producir esa sustancia.

La Academia Americana de Pediatría también recomienda que a todos los bebés que se amamantan se les dé una dosis diaria de vitamina D. La vitamina D fortalece los huesos y reduce el riesgo de que el bebé contraiga raquitismo. La luz del sol es una buena fuente de vitamina D. Debido a que la luz solar excesiva puede ser dañina, la Academia Americana de Pediatría recomienda que los bebés que se amamantan reciban un suplemento de 400 unidades internacionales (UI) de vitamina D todos los días. Puedes encontrar las vitaminas en gotas en la mayoría de los supermercados y farmacias. Sigue las instrucciones del paquete para asegurarte de que tu bebé reciba la cantidad correcta de vitamina D cada día.

Los bebés necesitan el mineral hierro para transportar oxígeno por el cuerpo. Durante las últimas semanas del embarazo, los bebés almacenan suficiente hierro en el hígado para satisfacer sus necesidades de hierro durante aproximadamente 6 meses.

Después de los 6 meses, los bebés dependen de los alimentos ricos en hierro, como la carne roja, la carne de pollo oscura, las yemas de huevo, los frijoles y los cereales y las pastas fortificados con hierro. Si el nivel de hierro de tu bebé es bajo, su proveedor de atención para la salud podría recomendar un suplemento de este mineral.

¿Puedo darle agua a mi bebé?

La leche materna proporciona todos los nutrientes, calorías y agua que necesita tu bebé, incluso durante los días más calientes del año. Si le das agua demasiado pronto a tu bebé, este tomará menos leche y tú también producirás menos.

Una vez que tu bebé comience a comer alimentos sólidos, alrededor de los 6 meses de edad, podrás comenzar a ofrecerle traguitos de agua en una taza. Hasta entonces, dale el pecho a tu bebé siempre que tenga sed o hambre.

¿Cuándo debo darle alimento sólido a mi bebé?

Del nacimiento a los 6 meses

La leche materna es el único alimento que tu bebé necesita durante aproximadamente los primeros 6 meses de vida. Si comienzas a darle alimentos sólidos demasiado pronto, puedes causarle estreñimiento, diarrea, gases o vómitos.

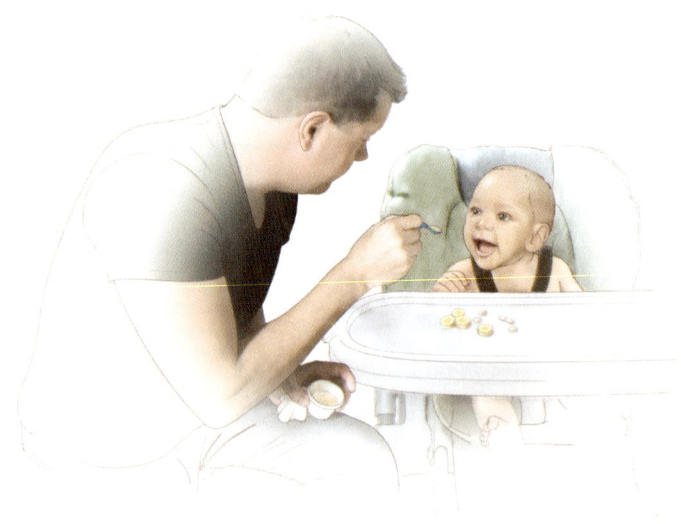

Sabrás que tu bebé está listo para tomar alimentos sólidos cuando se pueda sentar, mantener erguida la cabeza, ponerse alimentos en la boca y tragar.

De los 6 meses al año de edad

Cuando tu bebé tenga aproximadamente 6 meses de edad, podrás comenzar a ofrecerle alimentos sólidos. Sabrás que tu bebé está listo para tomar alimentos sólidos cuando se pueda sentar, mantener erguida la cabeza, ponerse alimentos en la boca y tragar.

Aunque los alimentos sólidos le proporcionan vitaminas y nutrientes, la leche materna debe seguir siendo una parte fundamental de la alimentación de tu bebé durante por lo menos un año. Si dejas de darle pecho a tu bebé antes de que tenga 1 año de edad, pídele a su proveedor de atención para la salud que te recomiende una fórmula rica en hierro. Tu bebé debe tener por lo menos 1 año de edad antes de que comiences a darle leche de vaca.

Mamás y papás que comparten consejos acerca de cómo saber si tu bebé está listo para comer alimentos sólidos: **babygooroo.com/video/solids/sp**

¿Cuánto tiempo debe amamantarse mi bebé?

Algunos bebés se amamantan durante algunas semanas, otros durante algunos meses y otros más durante algunos años. Cualquier cantidad de lactancia es buena para ti y para tu bebé. La cantidad de tiempo que tu bebé se amamante dependerá de tus necesidades y de las de tu hijo.

La leche materna proporciona todos los nutrientes que tu bebé necesita durante los primeros 6 meses de vida. Incluso después de introducir alimentos sólidos, la leche materna debe continuar siendo una parte importante de la alimentación de tu bebé. Lo que es más importante que el momento en que se realiza el destete es hacerlo lentamente. Algunos bebés se destetan entre los 18 y los 24 meses de edad. Otros continúan amamantándose esporádicamente durante 3 o 4 años o más, ¡ya que el seno es un lugar maravilloso para comer, dormir y acurrucarse!

Consejos para un destete lento

- Reemplaza una toma de leche a la vez con sólidos o líquidos, dependiendo de la edad y destreza de tu bebé. Quizás desees pedirle a otro miembro de tu familia, como tu compañero o alguno de los hermanos del bebé, que le ofrezca el alimento sustituto.

- Aumenta el tiempo que dedicas a acurrucar al bebé. Tu bebé puede seguir encontrando bienestar y seguridad en tus brazos.
- Mantén ocupado al niño pequeño con juegos, actividades al aire libre y narración de cuentos.
- Es de esperar que continúes produciendo leche durante muchos días, o incluso muchas semanas, después de que el destete haya terminado.

A veces sucede algo (accidente o enfermedad) que hace necesario que la mamá destete rápidamente al bebé.

Consejos para un destete rápido

- Extrae manualmente o bombea una cantidad pequeña de leche para aliviar el llenado y evitar la inflamación. Extrae solamente la leche suficiente para aliviar el llenado. Mientras más leche te extraigas, más leche producirás.
- Colócate paquetes fríos sobre los senos para aliviar el dolor y reducir la inflamación.
- Utiliza un sostén ajustado que sea cómodo y te dé soporte.
- Si es necesario, tu proveedor de atención para la salud puede sugerirte medicamentos para el dolor como acetaminofeno (Tylenol) o ibuprofeno (Advil).

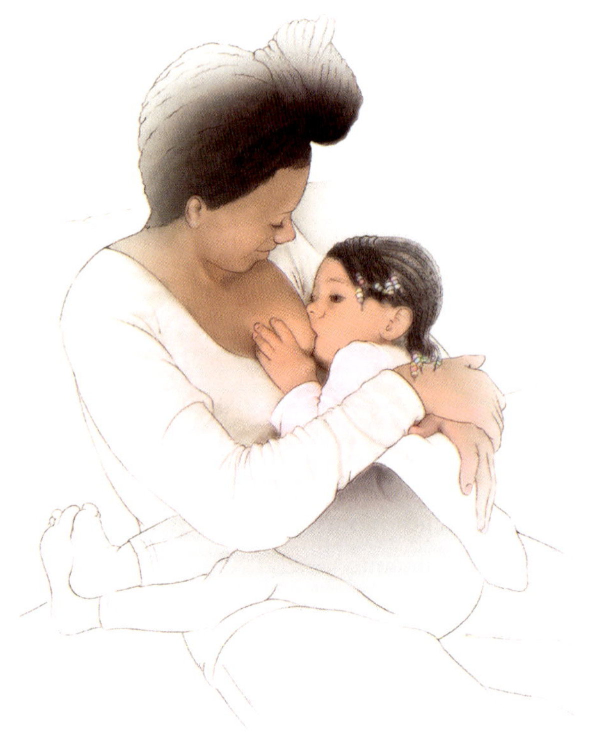

Algunos niños continúan amamantándose
en forma esporádica durante 3, 4 o más años.

¿Puedo amamantar a mi bebé si tiene dientes?

Los bebés se benefician más cuando se amamantan por lo menos durante un año. Como a la mayoría de los bebés comienzan a salirles los dientes entre los 4 y los 7 meses de edad, la lactancia y la dentición van de la mano. Morder algo puede aliviar el dolor de la dentición, lo cual explica por qué algunos bebés muerden cualquier objeto que se meten a la boca, incluido el seno de la madre.

Por fortuna, los bebés no pueden amamantarse y morder al mismo tiempo. Siempre que tu pezón se encuentre en la parte posterior de la boca de tu bebé (alejado de los dientes), no tendrás que preocuparte por las mordidas. Si llegan a ocurrir, las mordidas por lo general suceden al final de la toma, cuando tu bebé ya está satisfecho. Así que observa las señales de que ya está satisfecho y retíralo del seno antes de que tenga oportunidad de morderte.

Otras sugerencias para prevenir las mordidas incluyen:

- Ofrécele a tu bebé algo que le calme la molestia antes de amamantar. Una toalla fría y mojada o una mordedera de hule pueden calmar las encías adoloridas. Los alimentos frescos pueden calmar el dolor de los bebés de 6 meses o más que ya comen alimentos sólidos. Prueba con puré de manzana, yogurt o un plátano congelado.

- Verifica la prensión de tu bebé. Los bebés que están bien prendidos no pueden morder.
- Dale toda tu atención a tu bebé. Algunos bebés muerden cuando la atención de la mamá está enfocada en otra cosa. Para limitar las distracciones, apaga el televisor, reduce la intensidad de las luces o cámbiate a una habitación tranquila.

Si tu bebé te muerde, trata de resistir la tentación de alejarlo de ti, y en lugar de ello, presiónale suavemente la cara contra tu seno durante un segundo o dos. Cuando te suelte el pezón para respirar, retíralo del seno y dile que "no" con firmeza. Si continúa mordiéndote, colócalo en un lugar seguro, espera unos minutos, y trata de nuevo de completar la toma. Tu bebé aprenderá pronto que las mordidas ponen fin a la lactancia, y dejará de hacerlo. Al igual que otras etapas de la vida de tu bebé, las mordidas pronto serán cosa del pasado.

Mamás que comparten consejos acerca de cómo amamantar a un bebé que tiene dientes: **babygooroo.com/video/biting/sp**

¿Qué son los períodos de crecimiento acelerado?

Puede haber muchas ocasiones en que tu bebé crezca más rápido que lo usual. Estos se conocen como períodos de crecimiento acelerado. Un aumento súbito en la cantidad de veces que el bebé se amamanta puede ser una señal de un período de crecimiento acelerado. Los períodos de crecimiento acelerado con frecuencia ocurren alrededor de las 3 semanas, las 6 semanas, los 3 meses y los 6 meses de edad. Sin embargo, los períodos de crecimiento acelerado pueden ocurrir en cualquier momento.

Debido a que tu bebé desea comer todo el tiempo, es posible que tus familiares y amigos te digan que "no estás produciendo suficiente leche", que "necesitas darle alimentos sólidos o fórmula a tu bebé" o que "ya es hora de dejar de darle el pecho". Ten paciencia. Después de 2 a 3 días, tu suministro de leche aumentará y tu bebé te pedirá el pecho con menos frecuencia.

¿Qué son las huelgas de lactancia?

Una huelga de lactancia es cuando el bebé de pronto se rehúsa a amamantar. Esto puede ocurrir en cualquier momento, y puede durar varias horas o varios días. A veces la huelga tiene una causa clara, como cuando al bebé le salen los dientes, tiene fiebre, una infección en el oído, la nariz tapada (resfriado), está estreñido o tiene diarrea. El desodorante, el perfume o el talco en la piel de la madre también pueden provocar una huelga. A veces no es posible encontrar la causa.

Si tiene una huelga de lactancia, será necesario que te extraigas la leche a mano o con un sacaleche hasta que la huelga termine. Mientras tanto, dale a tu bebé la leche que te extraigas utilizando una cucharita, un gotero, una cuchara para medicina o una taza. Vigila a tu bebé para detectar las primeras señales de hambre y ofrécele el seno en ese momento. Amamanta a tu bebé en un lugar tranquilo. Dale toda tu atención a tu bebé. Y por último, ¡mantén la calma! Las huelgas de lactancia casi nunca llevan al destete.

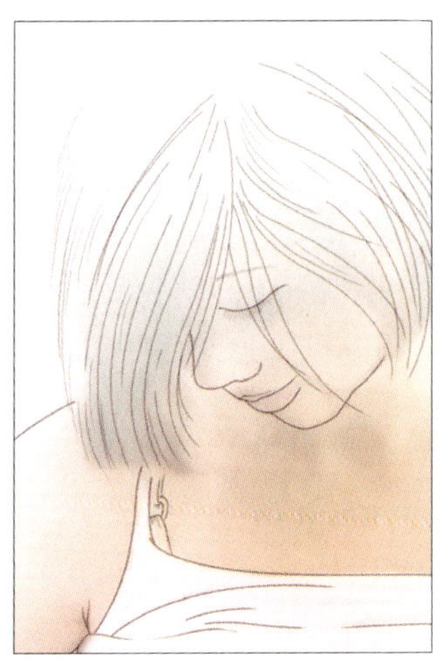

Capítulo 6

Cómo amamantar a bebés especiales

¿Puedo amamantar si tengo más de un bebé?

Muchas madres producen suficiente leche para satisfacer las necesidades de dos (o más) bebés. Mientras más leche tomen tus bebés de tus senos, más leche producirás.

Al principio, quizás sea más fácil que alimentes a un bebé a la vez. Sin embargo, después de que tú y tus bebés aprendan a amamantar bien, podrás ahorrar tiempo al alimentarlos a ambos a la vez. Algunos bebés se amamantan solo en un seno

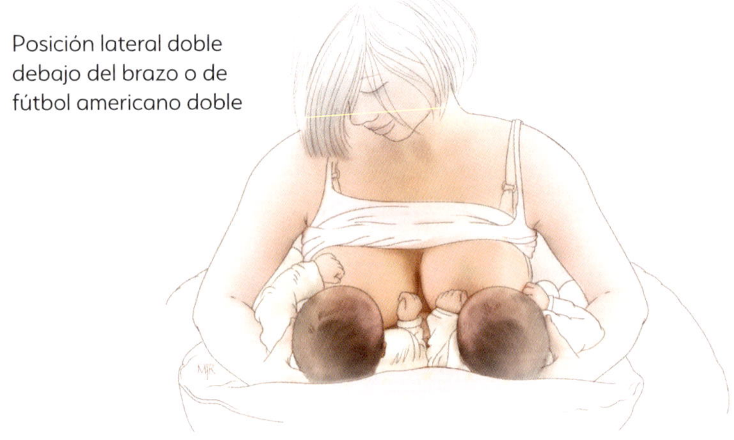

Posición lateral doble debajo del brazo o de fútbol americano doble

Amamantar a dos bebés a la vez ahorra tiempo y energía.

durante cada toma, mientras que otros se amamantan en ambos. Solamente recuerda que cada bebé necesita amamantarse por lo menos ocho veces cada 24 horas.

Dos o más bebés requieren más tiempo, sin importar cómo decidas alimentarlos. Así que no olvides cuidarte a ti misma y a tus bebés. Consume diversos alimentos saludables, toma suficientes líquidos para satisfacer la sed y acepta los ofrecimientos de ayuda de tus familiares y amigos.

Posición cruzada
o de doble cuna

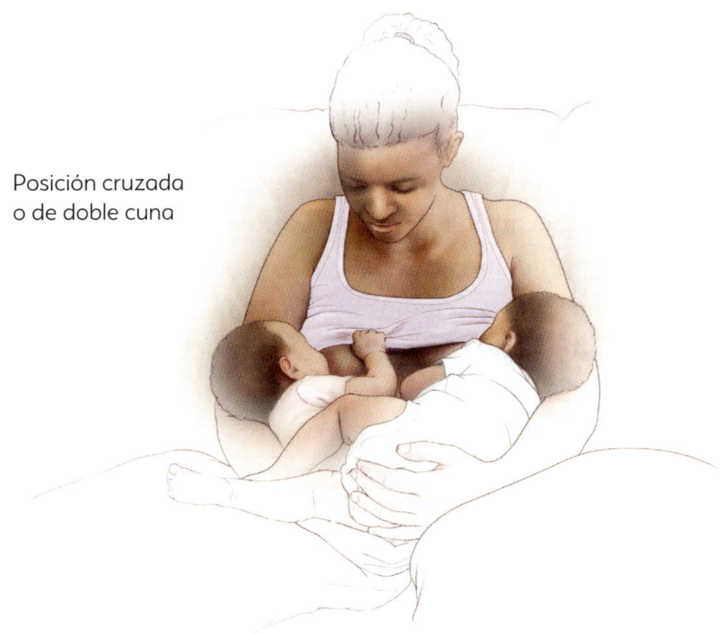

Asegúrate de que cada bebé esté de frente a tu seno, al igual que cuando te colocas frente a la mesa para comer.

¿Puedo amamantar si mi bebé nace antes de tiempo?

El nacimiento de un bebé pequeñito que nace semanas o meses antes de tiempo puede ser atemorizante. Es posible que tengas muchas preguntas.

- ¿Por qué sucedió esto?
- ¿Será algo que hice?
- ¿Cómo comerá si es demasiado pequeño para succionar?
- ¿Puedo darle el pecho?

Los bebés que nacen prematuramente, incluso los que necesitan atención especial, pueden amamantarse. La lactancia les da a los padres la oportunidad de participar en la atención de su bebé y de hacer algo que nadie más puede hacer. La leche de las madres que tienen bebés prematuros contiene la cantidad precisa de nutrientes para satisfacer incluso las necesidades de los bebés más prematuros.

Infórmale al personal del hospital que planeas amamantar. Aunque tu bebé sea demasiado pequeño o esté demasiado enfermo para amamantarse, es posible alimentarlo con tu leche. El personal del hospital puede mostrarte cómo extraerte la leche y cómo almacenarla.

En cuanto tu bebé esté suficientemente bien como para cargarlo durante un período de tiempo cada día, pregúntale a la enfermera si tú o tu compañero lo pueden colocar debajo de tu ropa para acurrucarlo piel con piel contra tu pecho (cuidado de canguro).

El proveedor de atención para la salud de tu bebé te dirá cuándo está listo para amamantarse.

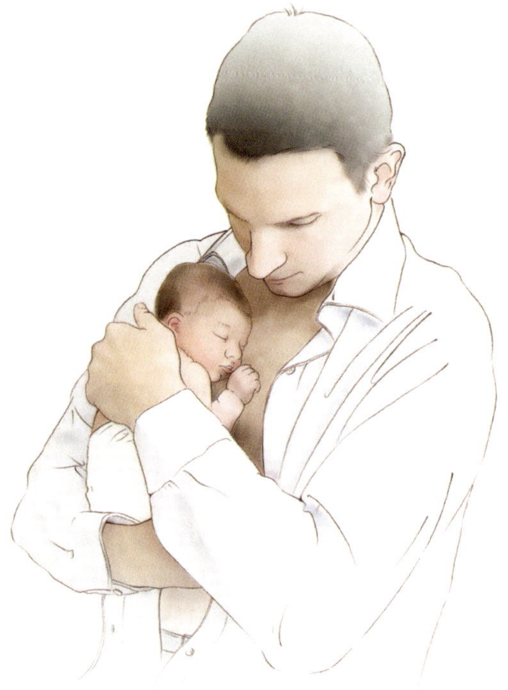

Los bebés que se colocan piel con piel respiran de manera más uniforme, suben más rápido de peso, salen más pronto del hospital para ir a casa y tienen más probabilidades de amamantarse.

¿Puedo amamantar si tuve un parto por cesárea?

Las madres que tuvieron una operación cesárea sí pueden amamantar. Si la madre o el bebé necesitan atención especial, se puede retrasar el inicio de la lactancia. Si tuviste un parto por cesárea, quizás encuentres útiles las siguientes sugerencias.

- Elije una posición cómoda. Utiliza almohadas adicionales para proteger la incisión (herida) y apoyarte. Las mejores posiciones son la de fútbol americano o sobre el costado.
- Mantén a tu bebé contigo en tu habitación para ahorrar tiempo y energía.
- Descansa mucho. Toma siestas al mismo tiempo que tu bebé.
- Limita tus actividades. Trata de no levantar cosas pesadas, no hagas las tareas del hogar y no realices ejercicios enérgicos durante 4 a 6 semanas.
- Quizás necesites medicamentos para el dolor durante varios días. Tu proveedor de atención para la salud te recomendará medicinas que sean seguras para ti y para tu bebé.

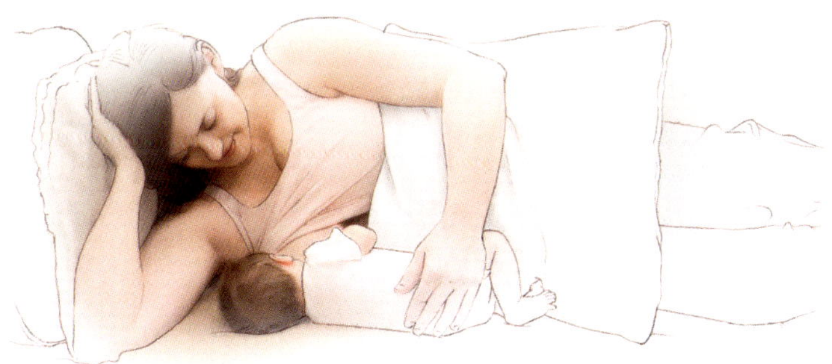

Selecciona una posición cómoda y utiliza almohadas adicionales para proteger la incisión.

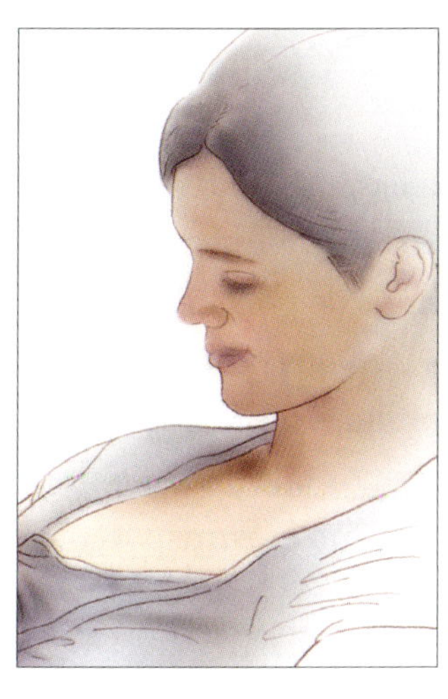

Capítulo 7

Cómo cuidarte a ti misma

¿Necesito cambiar lo que como?

¡Puedes comer todo lo que comías antes! Selecciona una amplia variedad de alimentos: verduras, frutas, carne, aves, pescado, frijoles, huevos, yogurt, leche y queso, además de pan, cereal, arroz y pastas integrales. Toma suficientes líquidos para que no tengas sed. El agua, la leche sin grasa o con bajo contenido de grasa y el jugo de fruta sin endulzar son buenas opciones. Sabrás que estás tomando suficientes líquidos si tu orina es transparente o de color amarillo pálido.

Algunas madres descubren que ciertos alimentos hacen que sus bebés se sientan inquietos. Si esto sucede, simplemente mantente alejada de esos alimentos.

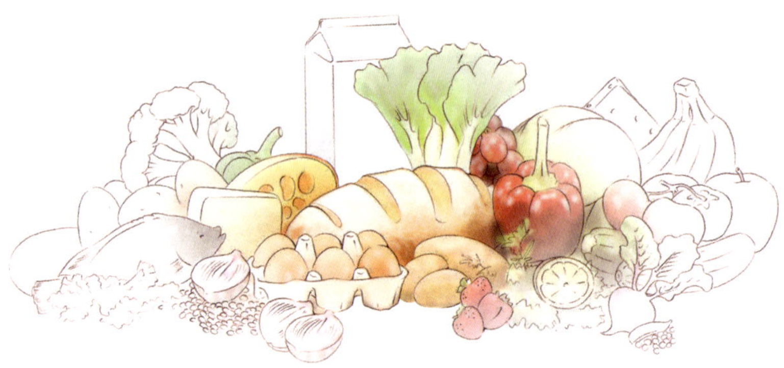

Consume una amplia variedad de alimentos: verduras, frutas, carne, aves, pescado, frijoles, huevos, yogurt, leche y queso, además de pan, cereal, arroz y pastas integrales.

¿Puedo amamantar y al mismo tiempo bajar de peso?

Las madres que amamantan con frecuencia bajan de peso con más facilidad que las madres que no lo hacen. Esto sucede porque algunas de las calorías necesarias para producir la leche materna provienen de la grasa almacenada durante el embarazo. El resto de las calorías proviene de los alimentos que comes. Recuerda comer una amplia variedad de alimentos saludables todos los días (verduras, frutas, panes y cereales integrales, carne, pescado, aves, huevos, leche y queso), así como hacer ejercicio con regularidad.

Para bajar el peso que subiste...

- toma leche sin grasa o con bajo contenido de grasa, agua o jugo de fruta sin endulzar.
- come menos alimentos que contengan azúcar como galletas, dulces, pasteles y helado.
- come refrigerios de frutas frescas y verduras crudas.
- hornea o asa la carne y el pescado.
- haz ejercicio (camina, pasea en bicicleta o corre) todos los días.

¿Puedo tomar bebidas alcohólicas?

Las bebidas alcohólicas (cerveza, vino o licor) pasan fácilmente a la leche materna, e incluso las cantidades pequeñas pueden afectar tu capacidad de atender a tu bebé. Si decides tomar bebidas alcohólicas, no tomes más de una o dos por semana y espera por lo menos 2 horas después de consumirlas para amamantar a tu bebé.

¿Puedo fumar o masticar tabaco?

El humo del cigarrillo y la nicotina pueden ser dañinos no solo para ti sino también para tu bebé. Los bebés que viven con fumadores (mamás, papás, abuelos, etc.) tienen más probabilidades de sufrir infecciones en los oídos, pulmonía y asma. También tienen más probabilidades de padecer el síndrome de muerte súbita infantil. Mientras más cigarrillos fumen tú o los habitantes de tu casa, mayores serán los riesgos de salud para tu bebé.

Para las madres que están amamantando, fumar se ha relacionado con una reducción en la producción de leche y un destete prematuro, aunque se desconoce la causa exacta de esto. Debes amamantar aunque fumes o masques tabaco y no puedas dejar de hacerlo. Es posible que la leche materna contrarreste algunos de los efectos negativos del humo del cigarrillo, así que es mejor fumar menos y amamantar que alimentar con fórmula.

Para limitar la exposición de tu bebé a los químicos tóxicos de los cigarrillos, ten a la mano una camiseta extra grande y póntela encima de la ropa cuando fumes. Lávate las manos después de fumar y antes de cargar a tu bebé. No fumes ni permitas que otros lo hagan en tu casa, en tu auto o cerca de tu bebé.

¿Puedo usar mariguana si estoy dando el pecho?

La Academia Americana de Pediatría recomienda que las madres que dan el pecho eviten el uso de la mariguana. Las drogas para usos recreativos, así como los fármacos que recetan los proveedores de atención para la salud para tratar ciertos trastornos médicos, pueden transmitirse por la leche materna al bebé. Aunque algunos fármacos pueden ser seguros para los bebés que se amamantan, otros no lo son.

Por desgracia, sabemos muy poco acerca de los efectos de la mariguana en los bebés que se amamantan. Algunos estudios demuestran que el tetrahidrocannabinol (THC), la principal sustancia activa de la mariguana, se transmite por la leche humana. Sin embargo, se desconoce la cantidad de THC que los bebés absorben, así como sus efectos.

A medida que la mariguana se legalice en más estados de EE. UU., los investigadores esperan aprender más acerca de sus efectos a corto y largo plazo. Hasta que eso suceda, se exhorta a las mamás que dan el pecho a que sigan la recomendación de la Academia Americana de Pediatría y eviten el uso de mariguana. Las mamás que elijan consumir mariguana deben hablar con el proveedor de atención para la salud de su bebé acerca de los posibles riesgos.

¿Qué pasa si me enfermo y necesito medicamentos?

A menos que tengas una enfermedad seria como VIH/SIDA, la mejor protección para tu bebé es tu leche, así que continúa dándole el pecho.

Consulta con tu proveedor de atención para la salud antes de tomar cualquier medicamento, incluidos los de venta libre (sin receta). Asegúrate de que tu proveedor de atención para la salud sepa que estás amamantando para que pueda recomendarte medicamentos seguros para ti y para tu bebé.

Cuídate a ti misma y a tu bebé. Mantén a tu bebé contigo en tu habitación y duerme al mismo tiempo que él. Pídeles a tus familiares y amigos que te ayuden con las tareas del hogar. Si tienes que permanecer en el hospital, infórmale al personal que estás amamantando y pregúntales si tu bebé puede quedarse contigo.

Si necesitas alejarte de tu bebé, puedes extraerte la leche de los senos a mano o con un sacaleche para aliviar el llenado y mantener tu suministro de leche. Es posible que el hospital o la clínica de WIC tengan un sacaleche que puedas usar (consulta la sección "¿Qué es WIC?" en la página 112). La mayoría de los bebés vuelven a amamantarse si se les da la oportunidad. Si tu bebé rehúsa amamantarse, pídele ayuda a tu proveedor de atención para la salud.

¿Cómo afectará la lactancia mi vida sexual?

Es posible que al principio tengas poco interés en el sexo. Tener un nuevo bebé requiere tiempo y energía. Es posible que te preocupe también que el sexo te resulte doloroso o que puedas quedar embarazada de nuevo. Dile a tu compañero cómo te sientes.

Antes de tener relaciones sexuales, habla con tu proveedor de atención para la salud acerca de los métodos anticonceptivos y selecciona uno que se adapte a tu estilo de vida.

Cuando tengas relaciones sexuales, es posible que te gotee leche de los senos. Puedes ayudar a evitar esto si amamantas a tu bebé antes de tener relaciones sexuales. Esto limitará la cantidad de leche que tengas en los senos y te dará más tiempo para las relaciones sexuales o para dormir, ¡lo que suceda primero!

Mientras estés amamantando, es posible que se te reseque la vagina y que el sexo te resulte incómodo. Un lubricante a base de agua puede ser útil. Aplica una cantidad pequeña alrededor de la abertura de la vagina antes de tener relaciones sexuales.

¿Puedo tomar píldoras anticonceptivas mientras estoy amamantando?

Las píldoras anticonceptivas que contienen estrógenos pueden reducir tu suministro de leche, pero se piensa que las píldoras anticonceptivas que solo contienen progesterona son seguras. Algunas madres observan una reducción en su suministro de leche incluso cuando toman píldoras que solo contienen progesterona, así que es mejor esperar hasta que tengas un buen suministro de leche (por lo menos 6 semanas después de que nazca tu bebé) antes de tomar píldoras que contengan progesterona.

Si notas una disminución en tu suministro de leche después de comenzar a tomar píldoras de progesterona, habla con tu proveedor de atención para la salud acerca de otros tipos de anticonceptivos. Existen muchas opciones, entre ellas la planificación natural de la familia, el diafragma, la esponja, el anillo vaginal, el dispositivo intrauterino (DIU), los condones y las cremas, espumas o jaleas espermicidas.

¿Puedo quedar embarazada si estoy amamantando?

Es cierto que las madres que amamantan en forma exclusiva y que nunca, o casi nunca, le dan fórmula, agua u otros alimentos a su bebé tienen menos probabilidades de quedar embarazadas. De hecho, muchas mujeres de todo el mundo confían en la lactancia como un método anticonceptivo a corto plazo. Este se conoce como el método de amenorrea de la lactancia. Para que el método de amenorrea de la lactancia sea eficaz, sin embargo, tanto tú como tu bebé deben cumplir ciertos requisitos.

- Que tu bebé tenga menos de 6 meses de edad.
- Que tu bebé solo esté amamantándose con leche materna (exclusivamente) durante el día y la noche.
- Que tú no hayas reanudado la menstruación (sangrado mensual).

Cualquier conducta que limite la cantidad de tiempo que tu bebé pasa amamantándose, como el uso de fórmula, el agua u otros alimentos, el uso frecuente del chupón o largos períodos de sueño ininterrumpido, aumenta tu riesgo de embarazo. Si no deseas tener otro bebé pronto, habla con tu proveedor de atención para la salud acerca de los métodos anticonceptivos.

¿Puedo continuar amamantando si me embarazo?

Muchas madres continúan dando el pecho a los bebés más grandes mientras están embarazadas, y algunos de ellos continúan amamantándose después de que nace el nuevo bebé. Esto se conoce como "lactancia en tándem". Para satisfacer las necesidades nutricionales de dos bebés, así como tus propias necesidades, consume gran variedad de alimentos saludables y líquidos para satisfacer la sed, y duerme cuando duerman tus bebés.

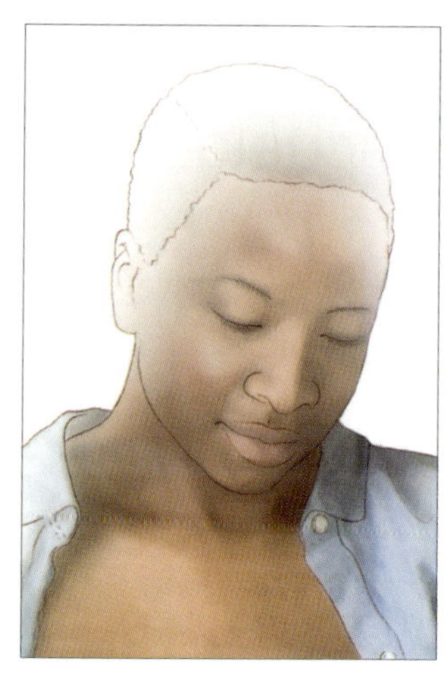

Capítulo 8

Al regresar al trabajo o a la escuela

¿Puedo amamantar después de volver al trabajo o a la escuela?

Muchas madres continúan amamantando después de volver al trabajo o a la escuela. ¡Se requiere un poco de planeación adicional, pero los beneficios valen la pena!

- La lactancia te mantiene cerca de tu bebé aunque se encuentren separados.
- Los bebés que se amamantan, incluso los que van a guarderías, son más saludables.
- Las madres que amamantan faltan menos al trabajo y pierden menos ingresos.
- La lactancia ahorra tiempo, ya que no es necesario mezclar, medir ni calentar la fórmula.
- La lactancia facilita la vida de los padres, especialmente la de quienes regresan al trabajo o la escuela.

Aprende a extraer y recolectar tu leche

Si planeas alimentar a tu bebé con tu leche mientras estén separados, será necesario que aprendas a extraerla y recolectarla. Practica desde el principio y con frecuencia para que aprendas esta importante destreza antes de volver al trabajo o a la escuela.

Decide quién cuidará a tu bebé

Selecciona a un proveedor de atención infantil que...

- proporcione un lugar seguro y limpio para tu bebé.
- entienda y apoye la lactancia.
- haya cuidado antes a bebés que estén amamantando, o esté dispuesto a aprender.
- se encuentre cerca de tu lugar de trabajo o escuela si deseas amamantar durante el día.

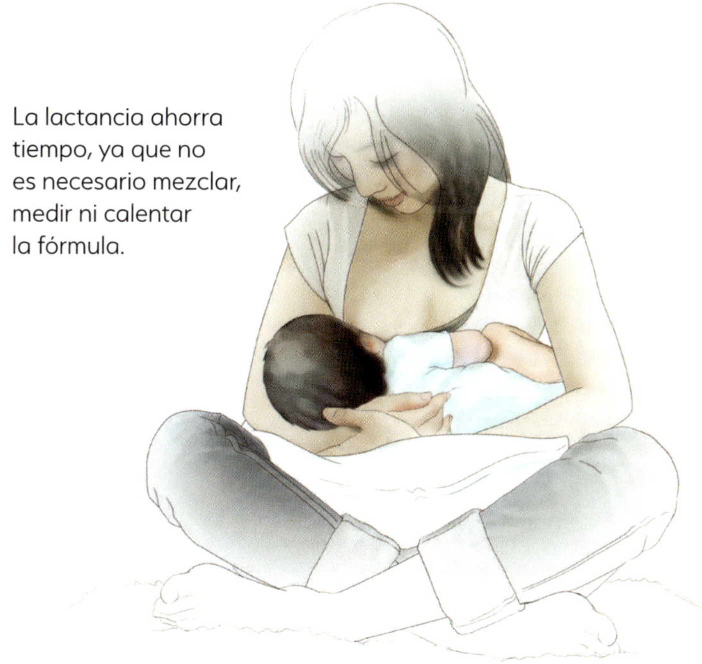

La lactancia ahorra tiempo, ya que no es necesario mezclar, medir ni calentar la fórmula.

Comienza a alimentarlo con biberón o taza

Si vas a estar alejada de tu bebé durante el horario de alimentación, necesitas saber que aceptará el alimento en algo que no sea el seno y de alguien que no seas tú. Aproximadamente 2 semanas antes de volver al trabajo o a la escuela, ofrécele tu leche a tu bebé en un biberón o en una taza (los bebés pueden aprender a alimentarse con taza a cualquier edad).

Si utilizas un biberón, prueba diferentes tipos de tetinas o mamilas hasta que encuentres una que tu bebé acepte. Quizás sea más fácil si otra persona le ofrece la leche que te extraigas.

¿Cómo me extraigo la leche?

Puedes extraerte la leche a mano o con un sacaleche. Si vas a necesitar extraer la leche con frecuencia o durante muchas semanas o meses, puedes rentar o comprar un sacaleche eléctrico con un aditamento especial que te permita extraer la leche de ambos senos a la vez.

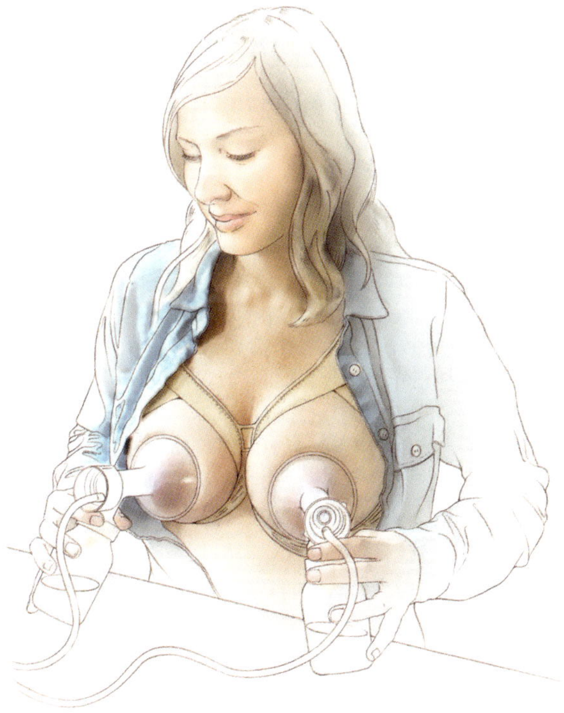

Puedes rentar o comprar un sacaleche eléctrico con un aditamento especial que te permita extraer la leche de ambos senos al mismo tiempo.

Al principio, es posible que obtengas tan poca leche que solo puedas cubrir el fondo del recipiente recolector. ¡No te preocupes! Es posible que tardes varios días antes de ver un aumento en la cantidad de leche extraída. Trata de relajarte y pensar en tu bebé.

Consejos para extraerte la leche con un sacaleche

Puedes extraerte leche de un seno mientras tu bebé se amamanta del otro, o puedes extraerte leche entre tomas. Cuando tu bebé se amamanta, ocurre un reflejo de chorro de leche. Con frecuencia, las madres que se extraen la leche mientras dan el pecho obtienen más leche.

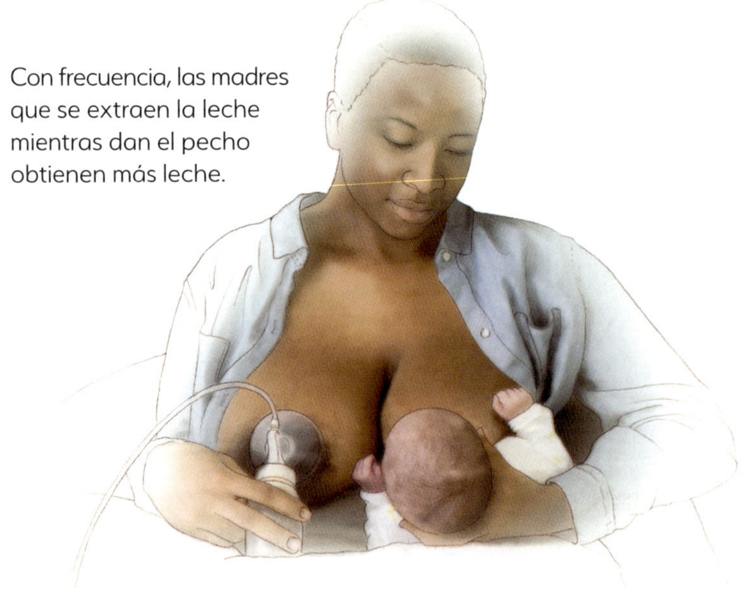

Con frecuencia, las madres que se extraen la leche mientras dan el pecho obtienen más leche.

Si tu bebé no puede mantener el ritmo del flujo adicional de leche, se separará del seno durante varios segundos hasta que el flujo disminuya. ¡Quizás desees tener a la mano un paño para absorber los chorros!

- Antes de comenzar, lávate las manos con agua y jabón, y enjuágatelas bien.
- Sigue las instrucciones de tu sacaleche.
- Extrae leche durante 5 a 10 minutos o hasta que el flujo disminuya. Descansa durante 3 a 5 minutos, y después repite el procedimiento una o dos veces.
- Extrae la leche de cada seno hasta que el flujo de leche disminuya y el seno se ablande.
- Lava las piezas de la bomba sacaleche con agua caliente y jabón después de cada uso, y enjuágalas bien.
- Si estás en el trabajo o en la escuela, enjuaga las piezas del sacaleche en agua caliente. Cuando llegues a casa, lávalas en agua caliente con jabón.

Consejos para extraerte la leche a mano

- Utiliza un recipiente limpio de vidrio de boca ancha.
- Presiónate el seno contra el pecho y después exprímelo suavemente entre el pulgar y los dedos.

- Mueve el pulgar y los dedos alrededor del seno hasta que todas las partes del mismo estén blandas y el flujo de leche disminuya.

Consejos para facilitar la extracción

- Busca un lugar tranquilo y confortable.
- Colócate paños húmedos y tibios sobre los senos.
- Dales masaje a los senos con un movimiento circular.
- Relájate y piensa en tu bebé.
- Escucha música relajante o sonidos tranquilizadores.
- Observa una fotografía de tu bebé.
- Come un refrigerio saludable.

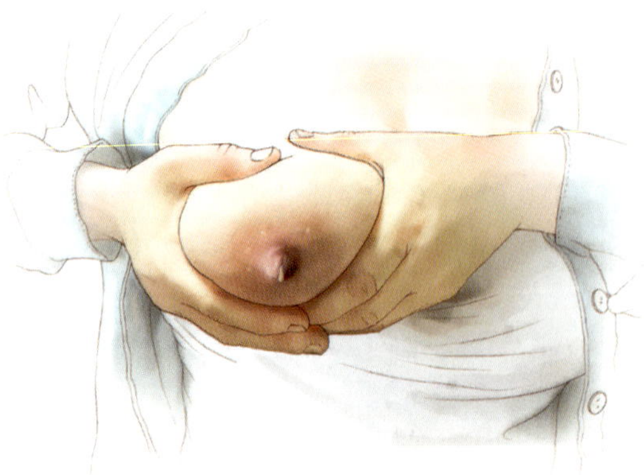

Presiónate el seno contra el pecho y después exprímelo suavemente entre el pulgar y los dedos.

Puedes almacenar tu leche en cualquier recipiente para alimentos. Utiliza algo que no se rompa, se abra o se voltee fácilmente en el refrigerador o el congelador. Incluso hay bolsas de plástico especiales para almacenar la leche materna. Coloca el recipiente de leche en un refrigerador o congelador, o guárdalo en un termo o en una hielera.

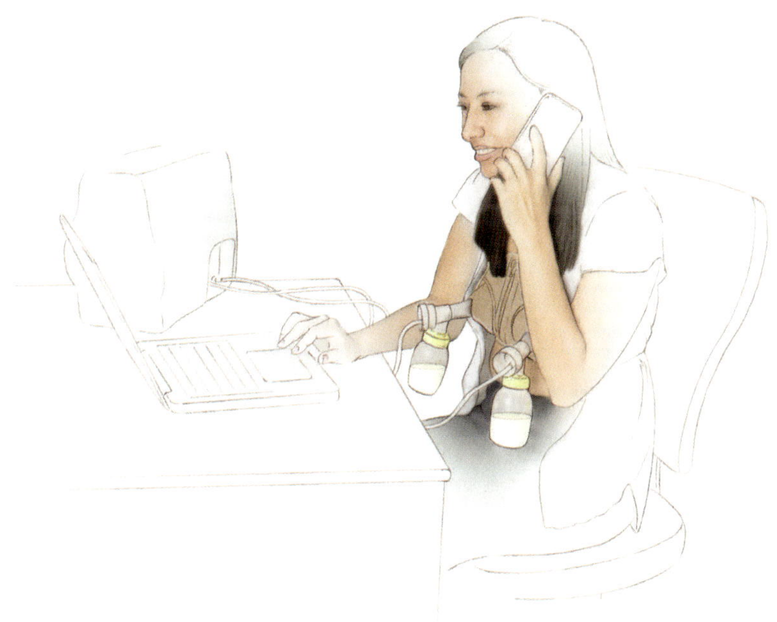

Un sostén especial permite que la mamá se extraiga la leche sin utilizar las manos.

¿Cómo selecciono un sacaleche?

Hay muchos tipos de sacaleches disponibles:

- sacaleches manuales
- sacaleches que funcionan con baterías
- sacaleches eléctricos semiautomáticos
- sacaleches eléctricos automáticos (ciclo automático)

Algunas características importantes incluyen vacío ajustable, protección contra el flujo de retorno y doble capacidad de bombeo. Los sacaleches más caros están disponibles para su venta o renta.

Estas son algunas cosas que puedes considerar al seleccionar una bomba sacaleche...

- ¿Por qué necesitas una bomba sacaleche?
- ¿Con cuánta frecuencia planeas extraer la leche?
- ¿Es cómodo el sacaleche?
- ¿Es fácil de usar el sacaleche?
- ¿Es fácil de limpiar el sacaleche?
- ¿Cuánto cuesta el sacaleche?

Ya sea que planees extraerte la leche dos o tres veces al día o dos o tres veces por semana, debes seleccionar una bomba sacaleche que sea cómoda y fácil de usar. El sacaleche debe ejercer una compresión suave en el seno y extraer la leche con la menor cantidad posible de vacío. ¡La extracción de la leche debe ser rápida, fácil y sin dolor!

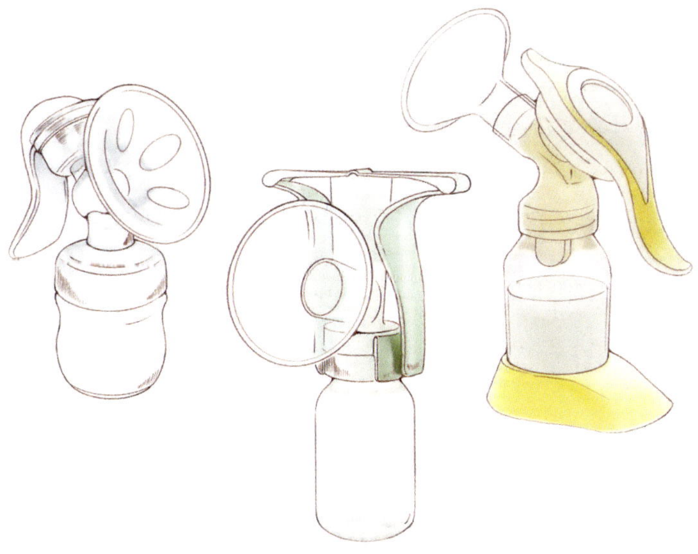

Los sacaleches manuales están diseñados para madres que necesitan extraerse leche en forma ocasional (se muestran ejemplos de Avent, Ameda y Medela).

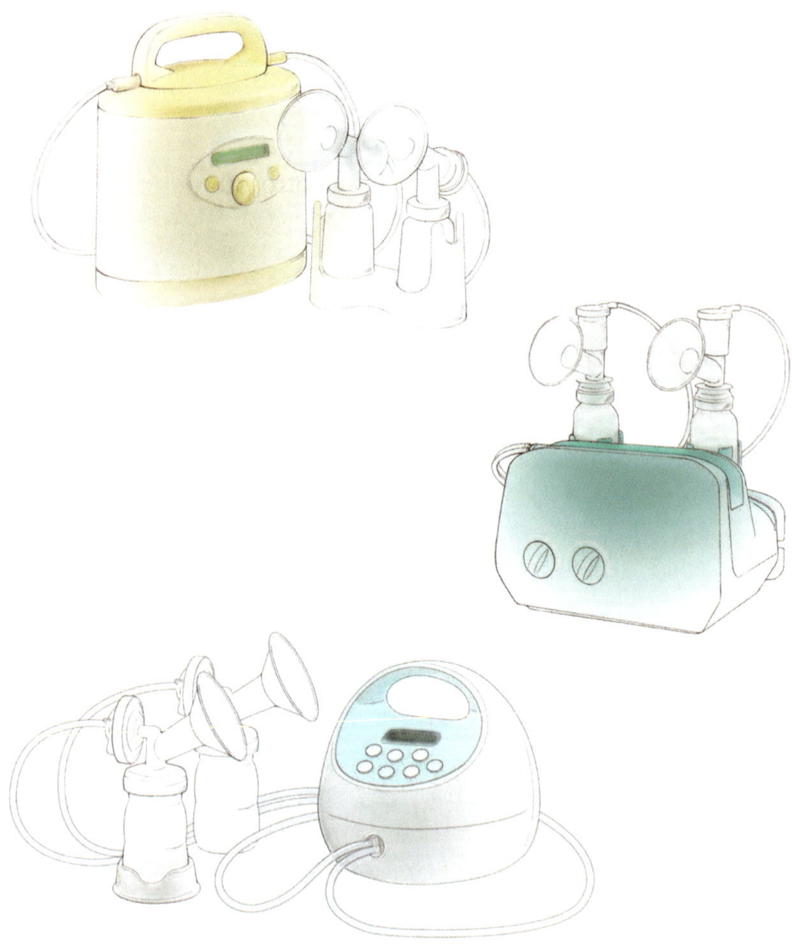

Los sacaleches completamente automáticos que te permiten extraer leche de ambos senos a la vez están diseñados para madres que necesitan hacerlo todos los días (los ejemplos que se muestran son Symphony de Medela, Elite de Ameda y S1 Plus de Spectra).

¿Cuánto tiempo puedo almacenar mi leche?

Maneja tu leche de la misma forma que otros alimentos. Almacena la leche en un lugar fresco, refrigérala en cuanto sea posible y congélala para usarla después. Si vas a almacenar leche para un bebé saludable que nació a término, sigue estas sencillas instrucciones.

- Almacena tu leche en cualquier recipiente que sea seguro para alimentos. Etiqueta el recipiente con tu nombre, el nombre de tu bebé, la fecha y la hora.

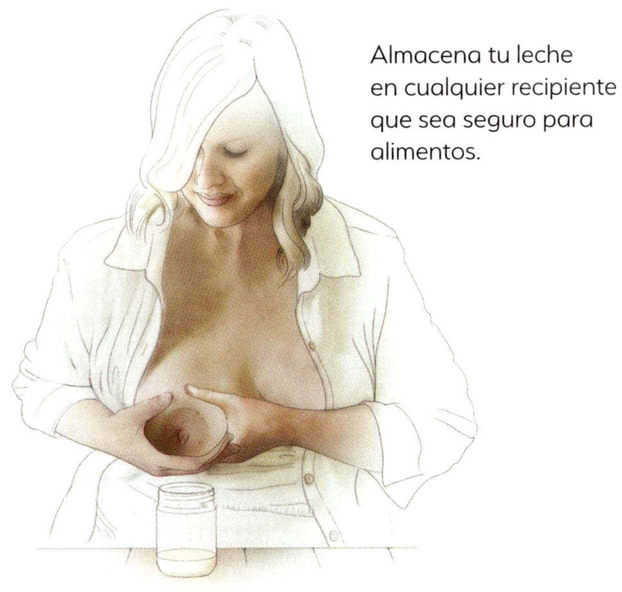

Almacena tu leche en cualquier recipiente que sea seguro para alimentos.

- Coloca una sola porción en cada recipiente. Si planeas congelarla, dale espacio para que se pueda expandir.
- Almacena tu leche en la parte posterior del refrigerador o del congelador, alejada de la puerta.
- El Programa Especial de Nutrición Suplementaria para Mujeres, Infantes y Niños (Special Supplemental Nutrition Program for Women, Infants, and Children, WIC) recomienda que almacenes tu leche en un lugar fresco durante un máximo de 4 horas, en un refrigerador durante un máximo de 4 días, en un congelador con puerta separada durante un máximo de 6 meses y en un congelador vertical u horizontal durante un máximo de 12 meses.
- Para descongelar la leche, coloca el recipiente sin abrir en el refrigerador o en una olla con agua tibia.
- No descongeles ni calientes la leche de tu bebé en el horno de microondas. Los hornos de microondas destruyen los nutrientes y crean puntos calientes que pueden quemarle la boca a tu bebé.
- La leche que descongeles a temperatura ambiente se debe utilizar en un máximo de 2 horas. La leche que descongeles en el refrigerador se debe utilizar en un máximo de 24 horas.
- No es necesario calentar la leche materna refrigerada. Simplemente saca la leche del refrigerador y sírvela. Si tu bebé prefiere la leche a temperatura ambiente, coloca el recipiente sin abrir en una olla con agua tibia durante algunos minutos.

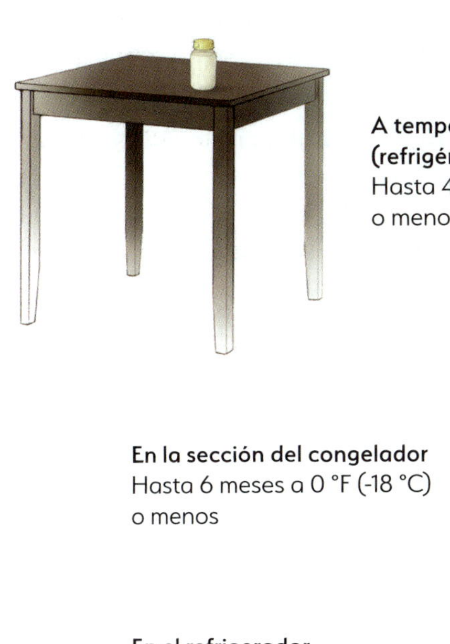

A temperatura ambiente (refrigérala lo antes posible)
Hasta 4 horas a 77 °F (25 °C) o menos

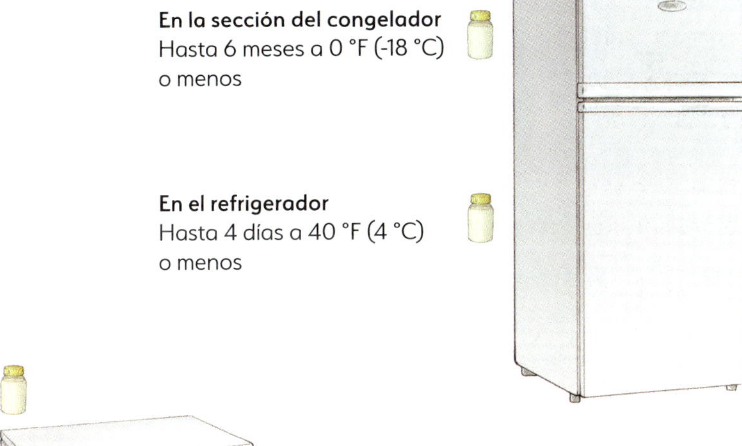

En la sección del congelador
Hasta 6 meses a 0 °F (-18 °C) o menos

En el refrigerador
Hasta 4 días a 40 °F (4 °C) o menos

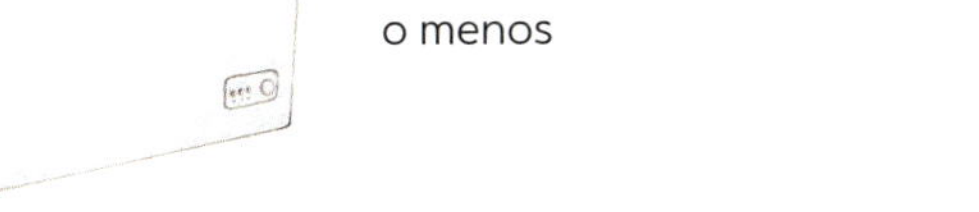

En el congelador horizontal
Hasta 12 meses a -4 °F (-20 °C) o menos

Directrices para el almacenamiento de la leche materna para bebés saludables nacidos a término.

- A veces, la toma se interrumpe. Si eso sucede, la leche que quede en el recipiente de alimentación (es decir, en el biberón o la taza) se puede utilizar en un máximo de 2 horas para completar la toma.
- Una vez que termine la toma, la leche que quede en el recipiente de alimentación debe desecharse.

LECHE MATERNA	A TEMPERATURA AMBIENTE 77 °F (25 °C) O MENOS	REFRIGERADOR 40 °F (4 °C) O MENOS	EN LA SECCIÓN DEL CONGELADOR 0 °F (-18 °C) O MENOS	EN EL CONGELADOR VERTICAL U HORIZONTAL -4 °F (-20 °C) O MENOS
FRESCA	Utilízala en menos de 4 horas	Utilízala en menos de 4 días	Utilízala en menos de 6 meses	Utilízala en menos de 12 meses
DESCONGELADA	Utilízala en menos de 2 horas	Utilízala en menos de 24 horas	No la congeles de nuevo	No la congeles de nuevo

Directrices para el uso de la leche materna almacenada para bebés saludables nacidos a término.

Estas directrices son solo para uso en casa y no para uso en hospitales. Si tu bebé está enfermo o fue prematuro, verifica las recomendaciones de almacenamiento con su proveedor de atención para la salud.

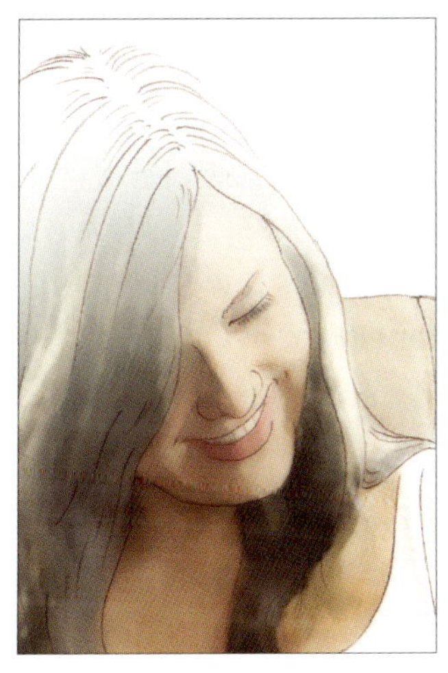

Capítulo 9

Cómo obtener ayuda

¿Dónde puedo encontrar ayuda para la lactancia?

Existen muchos profesionales de la salud a quienes puedes acudir para obtener ayuda, entre ellos los nutricionistas de WIC, las consultoras en lactancia certificadas por el Consejo Internacional, las líderes de la Liga de la Leche y las compañeras consejeras en lactancia. Tus familiares y amigas que han amamantado también pueden ser una fuente de esa motivación y apoyo que es tan necesaria. Si tú o tu bebé tienen un problema médico, comunícate con tu proveedor de atención para la saludo con el del bebé de inmediato.

Mamás que comparten consejos acerca de dónde encontrar ayuda: **babygooroo.com/video/help/sp**

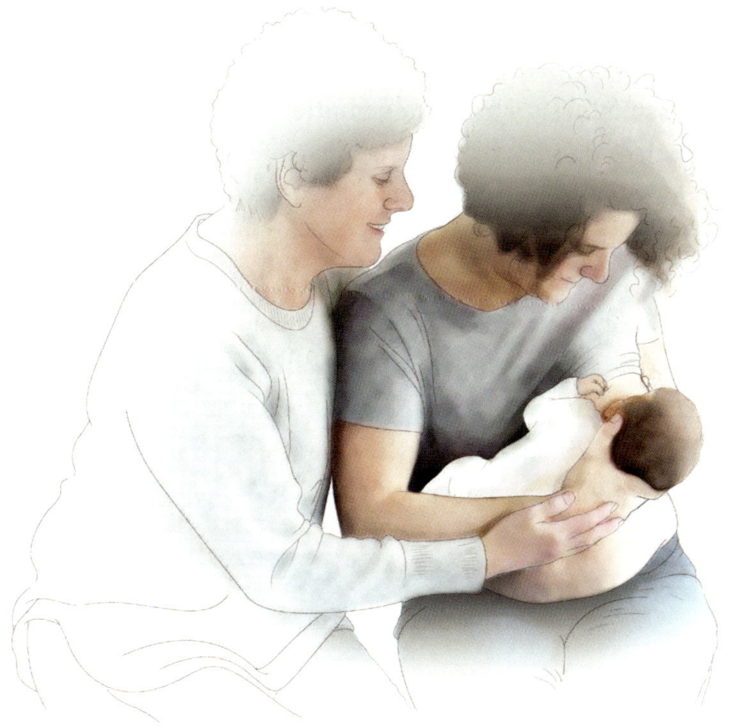

Tus familiares y amigas que han amamantado pueden ser una fuente de esa motivación y apoyo que es tan necesaria.

¿Qué es WIC?

WIC (el Programa Especial de Nutrición Suplementaria para Mujeres, Infantes y Niños) es un programa del gobierno que ofrece alimentos saludables y asesoría de nutrición a las mujeres de pocos recursos que están embarazadas, que recientemente dieron a luz o que están amamantando, así como a los niños de hasta 5 años de edad.

Más del 50 por ciento de los bebés que nacen en los Estados Unidos participan en WIC. Los nutricionistas, el personal de enfermería, las consultoras de lactancia y las compañeras consejeras de WIC ofrecen servicios a entre 7 y 8 millones de mujeres y niños cada mes.

¿Cómo califico para WIC?

Tus ingresos deben estar por debajo de cierto nivel, debes cumplir los requisitos de residencia de la organización estatal o de la tribu india donde hagas tu solicitud, debes calificar para alguna de las categorías a las que WIC presta servicios (mujeres embarazadas, mujeres que están amamantando posparto, mujeres que no están amamantando posparto, bebés y niños de hasta 5 años de edad), debes vivir en un área que tenga una clínica de WIC y un profesional de atención para la salud debe confirmar que tienes un "riesgo nutricional".

Si tus ingresos te permiten participar en programas como el Programa de Ayuda para la Nutrición Complementaria (Supplemental Nutrition Assistance Program, SNAP), Medicaid o la Ayuda Temporal para Familias Necesitadas (Temporary Assistance to Needy Families, TANF), entonces significa que llenas los requisitos de ingresos para WIC. También debes cumplir el requisito de residencia y tener un riesgo nutricional para calificar para WIC.

¿Qué alimentos proporciona WIC?

WIC ofrece diversos alimentos aprobados para asegurarse de que las mamás y los bebés de WIC tengan una alimentación sana, baja en grasas y azúcar, y con alto contenido de fibra. Estos alimentos incluyen frutas y verduras frescas, congeladas y enlatadas; huevos, leche, quesos y yogurt; pan, pasta y cereal integrales; mantequilla de cacahuate (maní), frijoles y chícharos; fórmula infantil; y frutas, verduras, carnes y cereal para el bebé.

Los paquetes de WIC incluyen alimentos como tortillas, arroz integral, bebidas a base de soya, salmón enlatado, lentejas y tofu, que resultan atractivos para las familias de diversas culturas.

WIC apoya la lactancia al ofrecerles más alimentos a las madres que amamantan de manera exclusiva, incluidas más frutas y verduras, así como ciertos tipos de pescado enlatado, y a los bebés que se amamantan, más frutas, verduras y carnes para bebés.

¿Cómo ayuda WIC a las madres que amamantan?

WIC ayuda a las madres que amamantan y a sus bebés de muchas maneras.

- Las madres que amamantan a sus bebés pueden participar en WIC hasta que estos cumplen 1 año de edad. Las madres que alimentan con fórmula a sus bebés pueden participar en WIC hasta que estos cumplen 6 meses de edad.

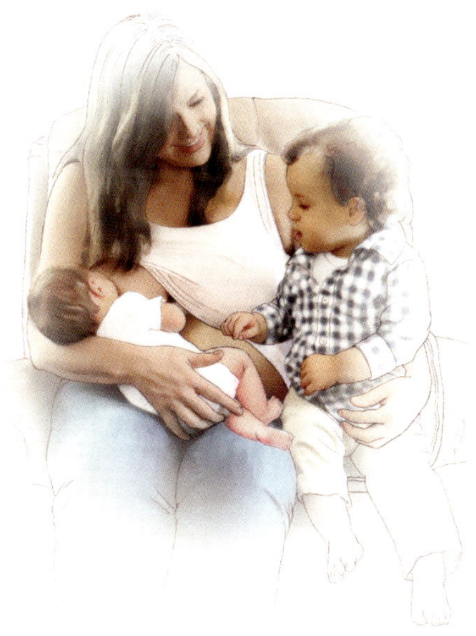

Las mujeres que amamantan reciben más alimentos para ellas y para sus hijos.

- Las mujeres que amamantan reciben más alimentos para ellas y para sus hijos.
- Como se sabe que la lactancia es la mejor opción para los bebés, el personal de WIC motiva y apoya esta práctica.
- Algunas clínicas de WIC cuentan con consultoras de lactancia y compañeras consejeras que ofrecen apoyo para la lactancia durante y después del embarazo.
- Algunas clínicas de WIC ofrecen bombas sacaleche para que las madres puedan continuar dando el pecho después de regresar al trabajo o a la escuela.

Para encontrar una clínica de WIC en tu área, consulta con tu departamento de salud local o comunícate con...

USDA Food and Nutrition Service

WIC
Tel: (703) 305-2746
Sitio web: www.fns.usda.gov/es/wic

¿Qué es una consultora en lactancia certificada por el Consejo Internacional?

Una consultora en lactancia certificada por el Consejo Internacional (International Board Certified Lactation Consultant, IBCLC) es una proveedora de atención para la salud que cuenta con conocimientos y habilidades especiales para el manejo de la lactancia. Para convertirse en IBCLC, la persona debe aprobar un examen que aplica el Consejo Internacional de examinadores de consultoras de lactancia. Estas consultoras trabajan en hospitales, en las clínicas de WIC y en los consultorios de los proveedores de atención para la salud, así como en la práctica privada. Una consultora en lactancia certificada por el Consejo Internacional puede darte confianza en tu capacidad de amamantar y ayudarte a resolver cualquier problema que pueda surgir.

Para encontrar a una consultora en lactancia certificada por el Consejo Internacional en tu área, comunícate con...

International Lactation Consultant Association

110 Horizon Drive, Suite 210
Raleigh, NC 27615
Tel: (888) 452-2478
Correo electrónico: info@ilca.org
Sitio web: ilca.org

¿Qué es una líder de la Liga de la Leche?

Una líder de la Liga de la Leche es una madre experimentada que ha amamantado a sus propios hijos durante por lo menos un año y ha recibido capacitación para responder tus preguntas acerca de la lactancia. Para convertirse en líder de la Liga de la Leche, la persona debe estar acreditada por la Liga Internacional de la Leche, una organización cuyo único fin es ayudar a las madres a amamantar. Las líderes de la Liga de la Leche son representantes de la Liga Internacional de la Leche y prestan sus servicios en forma voluntaria.

Para encontrar a una líder de La Liga de la Leche en tu área, comunícate con...

La Leche League International
110 Horizon Drive, Suite 210
Raleigh, NC 27615
Tel: (800) 525-3243
Correo electrónico: info@llli.org
Sitio web: llli.org

¿Qué es una compañera consejera de lactancia?

La compañera consejera de lactancia es una madre que ha amamantado a sus propios hijos y que ayuda a otras madres de su comunidad a hacerlo. Para convertirse en compañera consejera de lactancia, la persona debe completar un programa de capacitación. Las compañeras consejeras de lactancia pueden trabajar como voluntarias o recibir pago de alguna agencia.

Para encontrar a una compañera consejera de lactancia en tu área, comunícate con tu hospital local, departamento de salud o clínica de WIC.

Mamás y papás que comparten consejos acerca de la lactancia: **babygooroo.com/video/advice/sp**

Índice alfabético

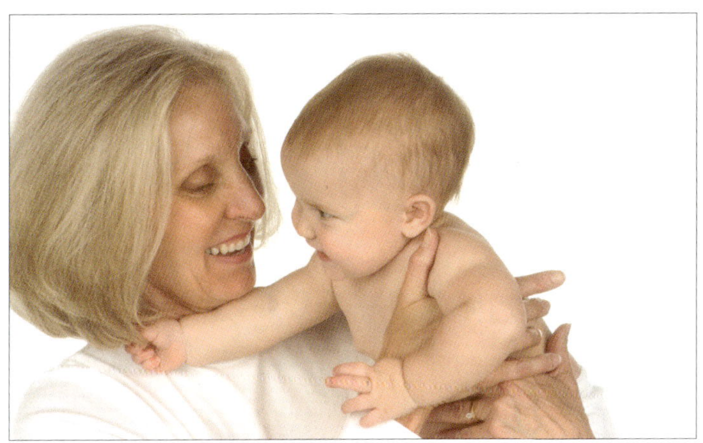

Acerca de la autora

Amy Spangler, MN, RN, IBCLC, es esposa, madre, enfermera, consultora en lactancia, educadora y autora. Obtuvo su licenciatura en enfermería en la Universidad Estatal de Ohio (The Ohio State University) y su maestría en salud materna e infantil en la Universidad de Florida (University of Florida). Amy es enfermera registrada y consultora en lactancia certificada por el Consejo Internacional; fue presidente de la Asociación Internacional de Consultoras de Lactancia (International Lactation Consultant Association) y directora del Comité para la Lactancia de los Estados Unidos (United States Breastfeeding Committee). Amy ha trabajado con madres, bebés y familias durante más de 30 años. Ella y su esposo viven en Atlanta, Georgia. Tienen dos hijos, una nuera y un nieto.

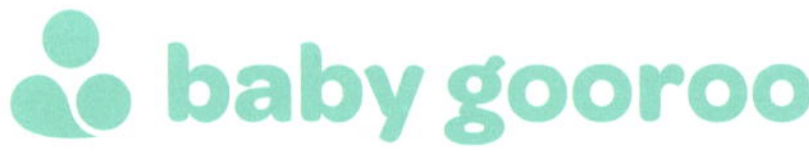

Para obtener más información
acerca de nuestros productos,
comunícate con:

baby gooroo
P.O. Box 501046
Atlanta, GA 31150-1046

Tel.: (770) 913-9332
Fax: (770) 913-0822
Correo electrónico: info@babygooroo.com
Sitio web: babygooroo.com